WIRKSAM FASTEN – NEUSTART MIT DER KRAFT DER NATUR

Anika Schwingshackl

WIRKSAM FASTEN – NEUSTART MIT DER KRAFT DER NATUR

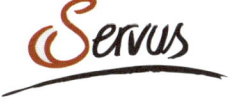

Inhalt

Alle Begriffe, die in KAPITÄLCHEN gesetzt sind,
werden im Glossar ab Seite 189 ff. erklärt.

Fasten mit der Kraft der Natur – eine Einladung!

Fasten bedeutet Konzentration. Wer sich konzentriert, kann Wichtiges von Unwichtigem unterscheiden. Verzicht auf Genuss und Lebensfreude? – Weit gefehlt! Diät? Sich kasteien? – Keineswegs! Fasten reinigt und schafft seelischen Ausgleich. Diese Reinigung bringt den Körper in Balance. Sie kann ein erster – und wichtiger – Schritt sein, um den ganzen Menschen, Körper und Geist, ins Gleichgewicht zu bringen. Im weitesten Sinne werden Türen nach innen und außen geöffnet. Die Willenskraft wird gefördert, die Sinneswahrnehmung erhöht, die Achtsamkeit gestärkt. Wer den Körper aktiv anregt und entspannt, pflegt ihn und damit sein Leben – mit weitreichenden Konsequenzen. Wer richtig fastet, lernt die viel zitierte bewusste Ernährung von Grund auf. Wer es in regelmäßigen Abständen tut, lebt länger und bleibt länger jung.

Das Wort *Fasten* kommt vom althochdeutschen *fastēn*, das ursprünglich *festhalten* bedeutet. Das gotische Wort *fastan* bedeutet *(fest-)halten, beobachten, bewachen*. An der Gesundheit festhalten, den Körper beobachten und bewachen klingt aufregend! Ihn dabei bewahren und pflegen wie einen Schatz – die Gesundheit ist es uns wert! Die bewusste und aktive Gestaltung des Lebens sowie unser Umgang mit Mitmenschen und der Natur bereichern uns im Allgemeinen selbst am meisten – ein Zusammenspiel, ohne welches sich die Menschheit nicht so „erfolgreich" entwickelt hätte. Diese erarbeitete Selbstbestimmung unserer Ernährung und, ich möchte sogar sagen, die Verantwortung für unsere Gesundheit abzugeben, ist leichtsinnig. Von eigenen Fehlern lernt man bekanntlich am meisten. Im Alter von zwanzig hatte ich über zwei Jahre hindurch – aufgrund zu starker sportlicher Trainingsreize und Stress – mit massiven Muskelentzündungen in den Beinen zu kämpfen. Im Glauben, meinem Körper Gutes zu tun, bestand mein Speiseplan hauptsächlich aus energieliefernden, kohlenhydratreichen Lebensmitteln. Daran, dass der Körper neben Vitaminen, Mineralstoffen und Spurenelementen auch noch andere Stoffe, wie z. B. Eiweiß für den Muskelaufbau, benötigte, dachte ich kaum. Dabei durfte ich am eigenen Körper erfahren, was es bedeutet, wenn es dem Körper an wichtigen Bau- und Botenstoffe sowie Erholungsphasen mangelt. Meine Muskeln bauten sich ab und entzündeten sich. Ein paar Jahre später manifestierte sich eine hartnäckige Kuhmilcheiweiß-Unverträglichkeit, die ich anfangs ignorierte. Hartnäckige Verstopfung, quälende Blähungen, unreine Haut und ständige Müdigkeit veranlassten mich schließlich doch, mit der systematischen Suche nach den Ursachen zu beginnen. Viele kleine Puzzleteile aus Selbstbeobachtung, Analyse, Literaturrecherchen und Ratschlägen von Kollegen ergaben auf einmal ein klares Bild, und es stellte sich heraus, dass im Besonderen mein Darm an den ständigen Belastungen über das erträgliche Maß hinaus litt. Ganzheitliche Lösungsansätze, darunter auch Fasten, konnten in der Folge meinen Körper in vielerlei Hinsicht wieder ins Gleichgewicht bringen. Elemente daraus flossen in die Entwicklung dieses Fastenprogramms ein.

Dieser „7-Tage-Fastenplan für Gesunde" nach natürlicher und europäischer Heiltradition ist daher eine Einladung zur bewussten Ernährung, eine Form der Anleitung und Hilfestellung und kein Plan, dem nach Punkt und Komma gefolgt werden muss. Der erste Teil des vorliegenden Buchs beschreibt konkret die sieben Fastentage inklusive Tipps und spannender Rezepte. Damit man versteht, welche kleinen Revolutionen dabei im Körper ablaufen, sind die wesentlichen Hintergrundinformationen beigestellt.

Nichts gilt für alle. Menschen sind nun einmal unterschiedlich – und das nicht nur nach Alter, Geschlecht, inneren Zuständen und äußeren Umständen. Darum wurde und wird immer wieder auf verschiedenste Weisen versucht, Menschen in Typologien einzuteilen. Ein bekanntes Beispiel ist die Vier-Temperamente-Lehre: Choleriker, Melancholiker, Phlegmatiker und Sanguiniker, sie alle haben unterschiedliche Stärken und Schwächen, Überflüsse und Mängel. Im eigentlichen Sinn tragen wir alle Temperamente in uns, ihre Anteile verschieben sich dynamisch je nach Situation. Jeder, der seinen Körper beobachtet und studiert, weiß, was ihm in gewissen Phasen guttut und was er lieber bleiben lässt. Dazu müssen Intuition und Verstand eine Symbiose eingehen! Vor allem aber gibt es die scheinbar nicht zu ändernden Gewohnheiten im Alltag, die den Körper fordern. Die bekannten Laster, wie Bewegungsmangel, Rauchen, Stress, Fehlernährung, Missachtung natürlicher Rhythmen wie Wachen und Schlafen, Bequemlichkeit, gerinnen oft zur Routine. Fasten ist eine Chance, um aus dieser Routine auszubrechen, sich neu zu orientieren und sich mit neuen Aspekten aus der europäischen Heiltradition zu beleben. Deren Erfolg liegt darin, dass sie den Menschen in seiner Ganzheitlichkeit wahrnimmt. Gesundheit und Krankheit sind keine isolierten Vorkommnisse, sondern entstehen in der Wechselwirkung mit der gesamten Lebensumwelt.

Zu einem Neuanfang wie dem Jahresbeginn besinnt man sich gern der Quellen allen Übels – aber auch alles Guten. Folgerichtig werden gerade zu Jahresbeginn gute Vorsätze gefasst und dann wird gefastet. Diese Fastenanleitung passt jedoch in jede Jahreszeit. Sie funktioniert immer und kann wiederholt werden, wenn es gerade passt. Einzelne Elemente daraus lassen sich nach Belieben und Gusto in den Alltag einbauen.

Der zweite Teil des Buchs gibt Einblick in die außerordentlichen Wirkungen der Kräuter nach traditionell europäischen Heilpraktiken (TEH) und der Fastenelemente wie etwa Kneippen oder Wickel. Die Begeisterung für die Wirkmechanismen der Pflanzeninhaltsstoffe und der komplexen Stoffwechselvorgänge im Körper, die sich gegenseitig beeinflussen, hat mich seit dem Pharmazie-Studium nicht mehr losgelassen. Im Allgemeinen fällt mir die Umsetzung gewisser Ratschläge leichter, wenn ich, hier z. B. im Falle der Pflanzen und Lebensmittel, ihre biochemischen Hintergründe verstehe.

Wussten Sie, dass unsere Ernährung und unser Verhalten unsere Gene beeinflussen und umgekehrt? Haben Sie sich immer schon gefragt, was unter dem Begriff „Schlacken" eigentlich verstanden wird? Oder möchten Sie jene (Wild-)Kräuter kennenlernen, die sich im Besonderen zur Entgiftung und Stärkung des Körpers während der Fastenkur eignen? Antworten dazu und einiges mehr finden Sie auf den kommenden Seiten.

Was bitter schmeckt, ist gesund, unterstützt die Verdauung, stärkt das Immunsystem, führt zu einem schnelleren Sättigungsgefühl und ist schlechthin die Alternative zu „süß". Scharfstoffe, z. B. aus Kapuzinerkresse und Kren, entgiften und helfen, krank machende Bakterien, Viren und Pilze abzuwehren. Schleimstoffe, Gerbstoffe und Heilerde filtern Gifte und helfen bei ihrer Ausleitung aus dem Körper. Die Sinfonie aus Honig und Apfelessig bringt gute Mikroorganismen für den Darm. Die Wirkstoffe aus Pflanzenknospen übertragen ihre Lebendigkeit auf unsere Zellen, aktivieren die Selbstheilungskräfte und setzen Eigenreparaturmechanismen in Gang. Eine gleichzeitig kritische Betrachtung des Einsatzes von Zucker, antioxidativen Polyphenolen, Omega-3- und Omega-6-Fettsäuren sowie zu abführenden Tees

9

soll dem/der Fastenden ermöglichen, diese Stoffe mit Augenmaß und zum Wohle des Körpers einzusetzen.

Wunderschön und wahr ist der Satz – aus dem Vorwort von „Vom richtigen Zeitpunkt" von Paungger und Poppe: „Der tägliche Umgang, das Experimentieren mit Regeln schärft unsere Aufmerksamkeit gegenüber den Dingen, die uns umgeben, und lässt uns Zusammenhänge für unser Leben erkennen, die schließlich über diese Regeln hinausführen."

Wenden wir ihn auf unser Essen an, dann erkennen wir: Verändern wir unsere Ernährung, dann verändern wir unser Leben. Und das mit Genuss und allen Sinnen!

Anika Schwingshackl

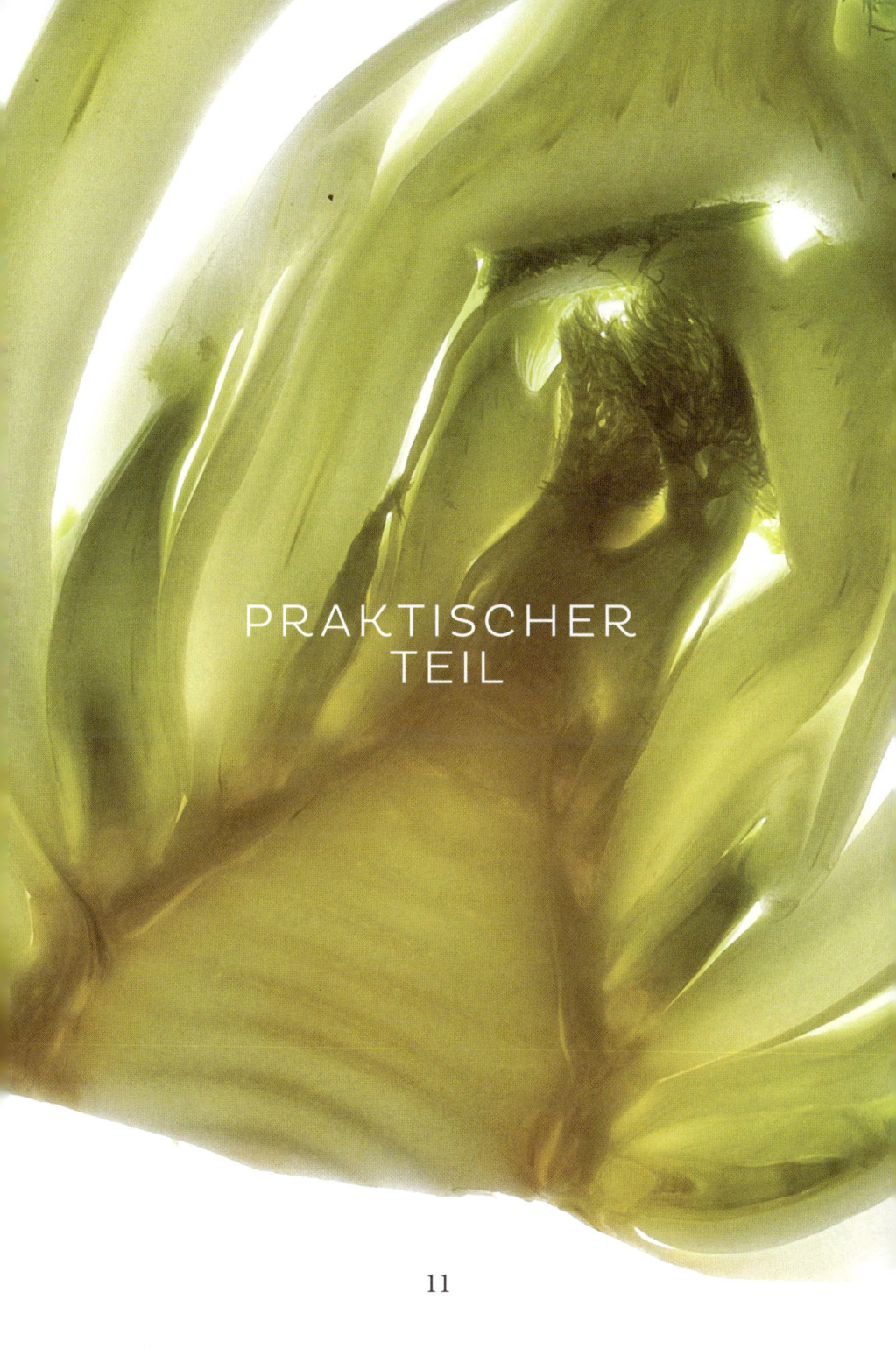

PRAKTISCHER
TEIL

	Erholungstag 1. Tag	Entlastungstag 2. Tag	Entlastungstag 3. Tag
An jedem der 7 Tage nach dem Aufstehen			

1 EL Olivenöl-Betram-Mischung für 2–3 Minuten in der Mundhöhle spülen, danach Zähne putzen.
1 EL TEH® DarmFit-Pulver in 400 ml kaltem Wasser auflösen, den Saft einer halben Zitrone dazugeben und schluckweise trinken.
Zwanzigminütige aktivierende Bewegungseinheit mit Bürstenmassagen und Warm-kalten Kneipp-Anwendungen danach.

Ernährungsplan			
Frühstück	Eingeweichte Dörrpflaumen im Obst-Blüten-Joghurt	Eingeweichte Dörrpflaumen und ein Glas Apfel-/Karottensaft	Eingeweichte Dörrpflaumen
Zwischenmahlzeit	Einen Apfel	2 Gläser (je 250 ml) aus einem beliebigen Gemüse- oder Gärsaft aus der Getränke-Liste, 1:1 mit Wasser verdünnt	2 Gläser (je 250 ml) aus einem beliebigen Gemüse- oder Gärsaft aus der Getränke-Liste, 1:1 mit Wasser verdünnt
Mittagessen	Dinkelnudeln mit Gemüse und Bärlauchpesto	Klare Gemüsesuppe	Klare Gemüsesuppe

Aufbautag 4. Tag	Aufbautag 5. Tag	Aufbautag 6. Tag	Aufbautag 7. Tag

Zusätzlich:
20 Tropfen TEH®Kapuzinerkresse-Kren-Tinktur (enthält Alkohol)
oder 20 Tropfen Kapuzinerkresse-Kren-Sole. Dazu kann ein warmer
Ausleitungstee Nummer 1, 2 oder 3 getrunken werden.

Aufbautag 4. Tag	Aufbautag 5. Tag	Aufbautag 6. Tag	Aufbautag 7. Tag
Eingeweichte Dörrpflaumen	Eingeweichte Dörrpflaumen mit Hirseflocken, Apfel-/ Birnenmus und Blütenpulver	Eingeweichte Dörrpflaumen mit Hirseflocken, Erdmandeln und Blütenpulver	Eingeweichte Dörrpflaumen mit Hirseflocken, Erdmandeln und Blütenpulver
„Fastenbrechen" am Vormittag zwischen 9 und 10 Uhr: einen Apfel gut kauen oder gerieben genießen	Wildkräuter-smoothie oder 2 Gläser (je 250 ml) aus einem beliebigen Gemüse- oder Gärsaft aus der Getränke-Liste	Wildkräuter-smoothie oder eine Handvoll Trockenobst und -gemüse	Wildkräuter-smoothie oder eine Handvoll Trockenobst und -gemüse
Süße Haferschrot-Suppe mit Apfel-Honig-Vanille	Mangold-Brokkoli-Gemüse mit Walnüssen und Rosinen	Kartoffel-Vogerlsalat mit Gänseblümchen, Giersch und Gundelrebe	Ofengemüse mit Bärlauch-Walnuss-Pesto

	Erholungstag 1. Tag	Entlastungstag 2. Tag	Entlastungstag 3. Tag
Ernährungsplan			
Zwischenmahlzeit	Eine Birne, ein Stück Roggensauerteig- Brot mit 1 TL Leinöl und Keimlingen	2 Gläser (je 250 ml) aus einem beliebigen Saft aus der Getränke-Liste, 1:1 mit Wasser verdünnt	2 Gläser (je 250 ml) aus einem beliebigen Saft aus der Getränke-Liste, 1:1 mit Wasser verdünnt
Abendessen	Suppe nach Wahl	Klare Gemüsesuppe	Klare Gemüsesuppe

An jedem der 7 Tage am Abend vor dem Schlafengehen

1-3 EL vom TEH® DarmFit-Sauerhonig mit 100 ml Wasser oder Tee verdünnen und genießen. Weichen Sie 3–5 Dörrpflaumen (Menge je nach Verträglichkeit) in warmen Wasser für den nächsten Tag über Nacht ein.

Entspannung, Geist und Seele	Freunde treffen, Fastennotizen, Abend- spaziergang	Entspannen nach Lust und Laune, Heilerde-Honig- Rahm-Haut- reinigung	Bauchmassage mit Verdauungs- regelungsöl

Getränkeliste für die Tage

Achten Sie generell auf eine ausreichende Flüssigkeitszufuhr von mindestens 3–4 Litern über den Tag! Gemüsesäfte: Karotte, Tomate, gemischtes Gemüse, Rote Rüben, Grünkohl, Spinat, Mangold (1:1 mit Wasser verdünnt)

Aufbautag 4. Tag	Aufbautag 5. Tag	Aufbautag 6. Tag	Aufbautag 7. Tag
2 Gläser (je 250 ml) aus einem beliebigen Saft aus der Getränke-Liste, 1:1 mit Wasser verdünnt	2–3 Gläser (je 250 ml) aus einem beliebigen Saft aus der Getränke-Liste, 1:1 mit Wasser verdünnt	Eine Handvoll gekochte Maroni, 1 Glas (je 250 ml) aus einem beliebigen Saft aus der Getränke-Liste	Eine Handvoll gekochte Maroni, 1 Glas (je 250 ml) aus einem beliebigen Saft aus der Getränke-Liste
Brennnessel-Kartoffelsuppe	Hirse-Birnenmix mit gedörrten Feigen	Topinambur-Creme-Suppe	Rote-Rüben-Carpaccio mit Apfelsaft-Zitronendressing
Bürstenmassage für den Lymphfluss	Leberwickel mit Schafgarbe	Reinigung mit Lindenblätter-Lomentum	Wohlfühl-massage mit ätherischen Ölen

In Maßen (1-2 Gläser à 250 ml, 1:1 mit Wasser verdünnt) Fruchtsäfte (ungesüßt): Apfel, Aronia, Birne, Brombeere, Heidelbeere, Himbeere, schwarzer Holler, schwarze Johannisbeere, Kirschen, Preiselbeeren, Sanddorn, Schlehen;
Gärgetränk (bis zu 3 x 250ml je Tag, 1:1 mit Wasser verdünnt): Brotgetränk;
In Maßen: 3 EL/Tag Birkenwasser, Eichen-Smoothie, maximal 250 ml/Tag
alkoholfreies Bier bei einem Durchhänger

Tipps zur Fastenkur

Zeitpunkt

Notieren Sie sich in Ihrem Kalender im Voraus die geplante Fastenwoche. Das ist entscheidend für die innere Einstellung und die Vorbereitungen. Ein günstiger Zeitpunkt, um das Fasten zu beginnen, sind zwei freie Arbeitstage.

Die Fastenkur ist **zeitlich begrenzt** und soll **keine Form der „Diät"** im Sinne einer Gewichtsabnahme darstellen. Vielmehr ist sie dazu gedacht, den Körper zu reinigen und ihm Zeit zur Regeneration zu geben. Sie werden sehen: Vitalität, Immunstärkung und Besinnung auf das „gute" Essen kommen im Laufe der sieben Tagen ganz wie von alleine.

Vorbereitung

Einige Tage vor Beginn der Fastenkur empfehle ich Ihnen, sich den 7-Tage-Plan genau durchzulesen, damit Sie rechtzeitig einen Überblick über die Methoden bekommen, die empfohlenen Lebensmittel und Rezepturen besorgen und herstellen können bzw. vorrätig haben sowie Ihren Körper mit bereits ausgewählten Lebensmitteln auf die Kur vorbereiten (s. Seite 30 f.). Einige Produkte brauchen etwas Vorarbeit (Suppengewürzpaste, Pesto, Sprossen ziehen usw.). Richten Sie in Ihrer Küche einen Platz ein, wo Sie die täglich zu verwendenden Produkte griffbereit haben (s. Seite 42 f., Kapitel „Tägliche Anwendungen"). Verbrauchen Sie eingelagerte, schnell verderbliche Lebensmittel, die Sie während der Fastenzeit nicht verwerten, oder verschenken Sie sie. Zu schade wäre es, wenn diese wertvolle Nahrung verdirbt und im Müll landen würde!

Essen vor der Kur

Drei bis vier Tage vor Beginn der Fastenkur sollte der Darm zur Ruhe kommen. Dafür empfehle ich Ihnen, leicht verdauliche Kost zu sich zu nehmen. Dazu zählen Gemüsesuppen, Reis, Hirse, Dinkelnudeln, Obst- und Gemüsebreie, gedünstetes und fermentiertes Gemüse, die z. B. mit etwas Erdmandelmehl, Lupinenmehl und Lieblingskräutern verfeinert werden. Vollkornprodukte, Rohkost, Fleisch, Fisch und Frittiertes sollten während der Vorbereitungsphase nicht mehr auf den Speiseplan kommen. Damit sparen Sie dem Darm Energie, die er für deren Verdauung aufbringen müsste, und leiten eine Reinigungs- und Erholungsphase für ihn ein. Der Darm, die Leber und die Nieren jubeln! Die Entgiftungsorgane merken, dass es in den wohlverdienten Urlaub geht!

Darmentleerung und regelmäßiger Stuhlgang und Harn

Von einer vollkommenen Darmentleerung, wie es in anderen Fastenkuren empfohlen wird, möchte ich in diesem „Fastenprogramm für Gesunde" abraten. Viel zu wenig wissen wir darüber, wie sich der Verlust der eigenen aufgebauten MIKROBIOTA auf den Darm und den gesamten Organismus auswirken kann. Forschungsarbeiten in den kommenden Jahren werden offene Fragen dazu vermutlich klären. Steht eine Darmsanierung z. B. aufgrund einer Überwucherung mit schädlichen Keimen an, wird man um die Darmentleerung nicht herumkommen. Dafür ist eine ärztliche Betreuung aber unumgänglich und entsprechende Maßnahmen können durch diese Fastenkur nicht ersetzt werden. Im Rahmen des „Fastens für Gesunde" konzentrieren wir uns vielmehr auf die effiziente Bindung von äußeren und inneren Giften und die Anregung der Entgiftungsorgane mithilfe natürlicher Wirkstoffe aus dem Gesamtverbund und dem Vielstoffgemisch der Pflanzen. Die Verdauung anzukurbeln, ist aufgrund der verminderten Eigenbewegung des Darms während des Fastens notwendig. Damit werden Galle, natürlich abgestorbene Magen- und Darmschleimhautzellen sowie schlechte Darmbakterien und Gifte aus dem Stoffwechsel ausreichend abgeführt. Unser Darm weist viele Falten und Ausbuchtungen auf, wodurch er seine Oberfläche im Sinne einer effizienten Verdauung vergrößert. Dort lagern sich von Zeit zu Zeit Kot- und Speisereste ab. Diese bieten einen wunderbaren Nährboden für schädliche Bakterien, welche wiederum Entzündungen der Darmschleimhäute begünstigen können. Alter Kot, der lange Kontaktzeiten mit der Schleimhaut aufweist, fördert darüber hinaus die Entstehung von entarteten Zellen und in weiterer Folge die Möglichkeit von Krebszellen.

Aus diesem Grund ist ein regelmäßiger Stuhlgang besonders wichtig. Achten Sie auch während der Fastenkur besonders auf eine Stuhlentleerung an jedem Tag bzw. jedem zweiten Tag! Sie kann an Tag 2 und 3 verzögert sein, weil von oben kein Nahrungsbrei nachkommt. Um aber trotzdem einen ausreichenden Abtransport der Stoffwechselendprodukte zu gewährleisten, die besonders beim Fasten frei werden und aus dem Körper transportiert werden sollen, regen Sie die Darmtätigkeit auf natürliche Weise mit eingeweichten Dörrpflaumen, Zwetschgensaft, Birnen oder geriebenen Äpfeln (wirken bei „gesunder" Verdauung durch das enthaltene Pektin stuhlregulierend), Flohsamenschalen und Leinsamen, dem Zitronensaft sowie probiotischen Keimen aus dem Sauerhonig und dem Brotgetränk an. Dazu sollten Sie über den Tag mindestens 3–4 Liter Flüssigkeit trinken! Die Passage- und damit Kontaktzeiten des Stuhls werden damit so gering wie nötig gehalten. Falls Sie drei Tage hintereinander keinen Stuhl haben, trinken Sie spätestens dann einen Abführtee aus der Apotheke. Alternativ dazu können auch 1–2 TL Bittersalz (Magnesiumsulfat) in 250 ml Wasser aufgelöst und mit etwas Zitronensaft getrunken werden oder es kann ein Einlauf mit körperwarmen

Wasser und Kamillenteezusatz durchgeführt werden. Falls Sie dann noch immer keinen Stuhl haben, sollten Sie das von Ihrem Arzt/Ihrer Ärztin abklären lassen. Hinweis: Pflanzliche Abführmittel, etwa Sennesblatt, Aloeblatt, Faulbaumrinde und Rhabarberwurzel, und salinische Abführmittel, wie z. B. Bittersalz, sind – bei längerfristiger Einnahme – nicht gut für den Darm. Die Erklärung dafür finden Sie im Theorieteil des Buches im Kapitel „Was man bei pflanzlichen Abführmitteln bedenken muss" (s. Seite 188 ff.).

Da Stoffwechselendprodukte während des Fastens über die Entgiftungsorgane vermehrt ausgeschieden werden, kann auch der Harn während der Reinigung besonders dunkel ausfallen, übel und scharf riechen. Der Schweiß kann einen unangenehmen Geruch annehmen und Mundgeruch sowie Zungenbelag können auftreten. In diesem Fall spülen Sie den Mund öfters mit Wasser oder Salbeitee. Putzen Sie Ihre Zähne mit fluoridhaltiger Zahnpasta mindestens zweimal täglich und verwenden Sie Zahnseide oder evtl. Zahnzwischenraumbürstchen, um Karies vorzubeugen!

Rezepte während der Kur
Die Beispielrezepte zu den einzelnen Fastentagen sollen zur Orientierung dienen und können nach Belieben im Sinne der Fastenelemente abgeändert werden. Auf welche Lebensmittel und Kräuter es während des Fastens im Wesentlichen ankommt, erfahren Sie im zweiten Teil des Buches. Wildkräuter sind sehr vitalstoff- und ballaststoffreich. Falls Sie an den Verzehr nicht gewohnt sind, steigern Sie die tägliche Menge nur langsam und nehmen Sie bei den Rezepten zunächst die Hälfte der empfohlenen Mengen. Diverse Rezepte sind mit Lupinenmehl verfeinert. Verwenden Sie dieses auch, denn es stellt eine essenzielle pflanzliche Proteinquelle für die Fastenzeit dar. Nach Möglichkeit

sollen die verwendeten Lebensmittel aus biologischem Anbau, saisonal und regional sein. Alle Produkte mit TEH®-Kennzeichnung sind beim TEH-Verein erhältlich. Die Rezepturen dafür sind im Rezeptteil aufgeführt und können nach Belieben auch selbst hergestellt werden.

Zeit nehmen zum Essen

Seien Sie beim Essen präsent, setzen Sie sich hin und erledigen Sie nichts nebenbei (z. B. Zeitung lesen)! Essen Sie unter keinen Umständen im Stehen oder Gehen! Sich beim Essen hinzusetzen ist schon die erste Möglichkeit zum zwischenzeitlichen Entspannen. Je gründlicher und länger Sie kauen und genießen, umso schneller werden Sie satt. Kosten Sie die Nahrung mit zehn- bis fünfzehnmal Kauen je Bissen aus. In der Regel stellt sich während einer Mahlzeit nach spätestens 20 Minuten ein Sättigungsgefühl ein.

Flüssigkeitszufuhr

Während der Fastentage ist besonders auf die ausreichende Flüssigkeitszufuhr, d. h. 3–4 Liter am Tag, zu achten. Das unterstützt die Reinigung des Darms, der Haut, des Blut- und Lymphsystems und die Durchspülung von Nieren und Harnwegen.

Wasser ist unser Lebenselixier und im Allgemeinen die am besten geeignete Flüssigkeit. Es fördert die Kommunikation und gewährleistet den notwendigen Nährstofftransport zwischen den Zellen. Verwenden Sie nach Möglichkeit Quell- und Leitungswasser. Es hat mit Abstand den geringsten ökologischen Fußabdruck und ist am bekömmlichsten für den Körper. Das Wasser können Sie zusätzlich beleben, indem Sie frische Kräuter aus dem Garten, Wildkräuter, Blüten und Laubblätter darin für ein paar Minuten kalt ausziehen und dann abseihen.

Neben (Quell-)Wasser können weitere Gemüsesäfte nach Belieben aus der Getränkeliste (s. Seite 40) ausgewählt, 1 : 1 mit stillem Wasser verdünnt und nach Bedarf über den Tag verteilt getrunken werden. Außerdem können in Maßen verschiedene Obstsäfte (1–2 Gläser à 250 ml je Tag, 1 : 1 mit Wasser verdünnt) und Gärgetränke wie das Brotgetränk (bis zu max. 3 x 250 ml, 1 : 1 mit Wasser verdünnt) am Tag getrunken werden. Die Säfte sollen direkt gepresst, ungesüßt und nicht aus Konzentrat hergestellt sein. Wählen Sie jene aus, die Ihnen schmecken und die Sie einfach besorgen oder vielleicht sogar selbst zubereiten können.

Der Alkoholgenuss macht während der Fastenzeit eine Pause! Statt herkömmlichem Kaffee können Sie Getreidekaffee versuchen. Verzichten Sie aber nicht dogmatisch während der sieben Tage auf Ihren Kaffee, denn der Entzug kann zu unangenehmen Kopfschmerzen führen. Ein bis zwei Tassen am Tag sind okay. Wenn Sie Kaffee reduzieren wollen, dann machen Sie das gemächlich und schrittweise *nach* dem Fasten und setzen Sie die Wirkstoffe des Kaffees situationsbezogen ein.

Die Entgiftungsorgane können Sie durch Trinken diverser Kräutertees maßgeblich unterstützen. Tipps für geeignete Kombinationen, die man sich in der Apotheke mischen lassen kann oder selbst sammelt und nach Trocknung mischt, sind im Rezeptteil angeführt. Trinken Sie wegen des Säuregehalts keine aromatisierten Früchtetees (Hagebutte, Hibiskus und dergleichen). Bei niedrigem Blutdruck hilft ein Tee aus Rosmarinblättern, um den Kreislauf in Schwung zu bringen. Bei einem Durchhänger empfehle ich Ihnen alkoholfreies Bier. Die Bierhefe ist eine erstaunliche Schatzkammer mit biologisch hochaktiven Stoffen. Als isotonisches Getränk enthält es wertvolle Polyphenole[1] (s. Theorieteil, Kapitel „Freie Radikale fangen", S. 160 ff.), B-Vitamine und Mineralstoffe (v. a. Magnesium, Kalium), die das Fasten unterstützen. Alle essenziellen Aminosäuren sind enthalten, und als Protein-Kraft-Getränk kurbelt es den Zellstoffwechsel an. Für einen Energieschub reichen schon wenige Schlucke! Trinken Sie während der Fastenkur aber maximal 250 ml pro Tag und reduzieren Sie dafür ein anderes Getränk. Wer kein alkoholfreies Bier trinken will, kann die Bierhefe als Hefeflocken oder auch in Tablettenform einnehmen und den Körper damit bei der Reinigung und dem Aufbau der Darmflora unterstützen.

Bewegung und Kneippen

Mit der Natur aufzustehen ist etwas Einmaliges! Als ich meine erste Fastenerfahrung machte, startete ich jeden Morgen mit einem gemütlichen, halbstündigen Spaziergang durch den Wald. Schon am ersten Tag war ich überwältig von der Schwerelosigkeit, die den ganzen Tag über anhielt. Ich behielt den Morgenspaziergang vor der Arbeit und dem Frühstück auch nach der Fastenzeit bei und wurde regelrecht „süchtig" danach. Die frische Luft, die Sonne, die die Bergspitzen kitzelt, oder der Regen auf der Haut beleben die Sinneswahrnehmungen. Die Bewegung verhindert den Eiweißabbau in den Muskeln und verbessert die Entgiftung und Darmentleerung während des Fastens. Leichtes Schwitzen unterstützt die Haut bei der Reinigung. Das tiefere Ein- und Ausatmen versorgt die Zellen mit mehr Sauerstoff und das Stoffwechselendprodukt Kohlendioxid kann verbessert über die Lunge ausgeatmet werden. Das fördert in Kombination mit der verbesserten Durchblutung den Abtransport von Giftstoffen und Stoffwechselendprodukten. Am Ende meiner Runde, wenn meine Muskeln warm sind, unterstütze ich die AKTIVIERUNG und Reinigung mit Kneippanwendungen an Armen und Beinen an der örtlichen Kneippanlage. Ist kein Kneippbecken in der Nähe, so praktiziere ich manchmal das sogenannte „Tautreten" in der

Wiese, mache die Anwendungen im Bach oder zu Hause unter der Dusche, bevor ich zur Arbeit gehe.[2]

Jeder Fastentag soll von leichter Bewegung nach individuellem Maß begleitet werden. Am besten morgens, wenn Zeit dafür ist. Die Art und Weise der Bewegung bestimmten Sie selbst. Ein zügiger Spaziergang, eine angenehme Ausfahrt mit dem Rad, z. B. auf dem Weg zur Arbeit, Gymnastik und dergleichen. Die Bewegungseinheiten können gleichzeitig mit der Wildkräuterernte für die Fastengerichte kombiniert werden. Nehmen Sie sich ein paar Stofftaschen mit! Ein Wildblumenstrauß wird es in jedem Fall! Auch in Städten gibt es „grüne Oasen" zu erkunden, wo Sie zum Beispiel mit den Sportschuhen ein paar aktive Runden drehen können. Ausgewählte „Frischmärkte" bieten mittlerweile diverse, vitalstoffreiche „Pflück- und Wildsalate", welche die Fastengerichte und Smoothies bereichern können. Projekte wie zum Beispiel „Garteln in der Stadt" oder „Urban Gardening" erfreuen sich steigender Beliebtheit. Sie motivieren und beleben den Anbau und die Ernte von Kräutern und Gemüsesorten in der Stadt.[3]

Entspannung und Stimmung

Erholungszeiten sind wichtig! Vergessen Sie nicht, diese einzuplanen und Sie sich bei Gelegenheit zu gönnen! Besonders der Abend sollte für die Regeneration und Selbstreflexion genutzt werden. Aber auch ein kurzer Mittagsschlaf kann Ihnen guttun. Entspannungsphasen gestalten Sie nach eigenem Ermessen. Wenn Sie allerdings nach Ideen suchen, dann finden Sie Inspirationen in den Tagestipps. Bei zwischenzeitlichem körperlichem Schwächegefühl profitieren Sie in jedem Fall von einer kurzen Pause: Entspannen und Ablenken mit guter Musik, Wildkräuterernte an der frischen Luft, angenehmer Raumduft, ein inspirierendes Buch, Gesprächen mit der Familie, Freunden oder Nachbarn,

Malen mit den Kindern usw. Stimmungsschwankungen während des Fastens sind normal und sollen Sie nach Möglichkeit nicht dazu bewegen, das Fasten zu beenden. Sie können auch ein Fastentagebuch führen, in dem Sie sich Sorgen, Gedanken und Launen von der Seele schreiben. Das befreit Ihren Kopf von immer wiederkehrenden Gedanken. Nach Möglichkeit arbeiten Sie relevante Dinge zeitnah auf und verschieben sie nicht, denn auch das kann den Körper und die Gedanken „reinigen".

Betrachten Sie die Anwendungen zur Kur als **Anleitung und Hilfestellung** und **nicht als unveränderlichen Ablauf.** Jeder Mensch ist einzigartig in seiner Konstitution, und so speziell können auch die Fastenkur, die eigene Ernährung und der bevorzugte Geschmack sein. Gleiches gilt auch für die für diese Fastenkur verwendeten Pflanzen, die selbst jeweils ihren individuellen Vielstoffcharakter und ihre besonderen Wirkprinzipien haben.

Kräuterkunde

Sammeln Sie die Kräuter nur, wenn Sie über botanische Kenntnisse verfügen, die eine Verwechslung mit Giftpflanzen ausschließen! Aus gutem Grund habe ich alle Pflanzen mit deutschem und lateinischem Namen angeführt, denn nur letztere definieren genau die zu verwendenden Pflanzen. Hinweise zum Bestimmen, Erkennen und Sammeln der richtigen Wildkräuter finden Sie in entsprechender Literatur.

Begeisterung ist Doping für das Gehirn!

Gehen Sie jenen Dingen nach, die Sie mit Freude und Inspiration machen! Uns tut doch am meisten wohl, wenn wir zeigen können, was in uns steckt! *„Ist dir eine Gabe verliehen, so walte damit frei und froh wie die Sonne: Gib allen von deinem Glanz!"* (Paracelsus)

Wann man nicht fasten darf und was man in Verbindung mit Medikamenten beachten muss

Die in diesem Buch beschriebene Fastenanleitung stellt ein „FAS-TENPROGRAMM FÜR GESUNDE" dar. Gesund ist, wer sich wohl fühlt, voll funktionstüchtig ist und keine Medikamente braucht. Er/sie muss seelisch-geistig stabil und entscheidungsfähig sein.[4] In jedem Fall wird in eigener Verantwortung gefastet!

Fasten ist nicht für jedermann geeignet und unter Umständen nur mit Begleitung eines Arztes möglich! Klären Sie das im Zweifelsfall mit Ihrem Arzt/Ihrer Ärztin ab! Nur er/sie kann mitentscheiden, ob und wie Fasten für Sie geeignet ist. Körperliche Einschränkungen wie z. B. eine Leber- oder NIERENINSUFFIZIENZ, Stoffwechselerkrankungen, psychosomatische Störungen, chronische Entzündungen, körperliche Belastungen, Schwäche u. a. können das Fasten einschränken bzw. unmöglich machen.

Achtung: Fasten Sie nicht bei folgenden Zuständen (= absolute KONTRAINDIKATIONEN):
- PATHOLOGISCHER Gewichtsverlust (Kachexie)
- Magersucht (Anorexia nervosa) und andere Essstörungen
- Schilddrüsenerkrankungen (dekompensierte Hyperthyreose)
- Demenz
- Fortgeschrittene Leber- oder NIERENINSUFFIZIENZ
- Schwangerschaft und Stillzeit
- Bevorstehende oder kürzlich erfolgte Operationen

Fasten sollte nur mit Betreuung durch erfahrene Fastenärzte/-innen erfolgen, wenn z. B. u. a. Suchterkrankungen, Diabetes mellitus Typ I, Psychosen, Tumorerkrankungen, fortgeschrittene koronare Herzerkrankung, Netzhautablösung, Magen-Darm-Geschwüre oder Autoimmunerkrankungen vorliegen. Eine Abklärung mit einem Arzt/einer Ärztin ist in diesen Fällen essenziell! Typ-II-Diabetiker können vom Fasten profitieren. Die Bauchspeicheldrüse wird bei der Produktion von Insulin entlastet und die Zellen werden wieder empfindlicher gegenüber körpereigenem Insulin. Die Fastenkur sollte aber auch hier nur in Rücksprache mit dem Arzt/der Ärztin und unter regelmäßiger Blutzuckerkontrolle durchgeführt werden, um schädliche und gefährliche Unterzuckerungen für den Körper zu vermeiden. Kinder sollten nicht fasten. Es spricht aber nichts dagegen, wenn die Kleinen bei den täglichen Gerichten als Ergänzung zum „normalen" Essen mitessen.

Fasten mit ärztlicher Begleitung und unterstützenden Programmen wird mittlerweile von einigen Kurzentren angeboten. Betreutes Fasten nach TEM (Traditionell Europäischer Medizin) bieten z. B. die Marienschwestern in Aspach, Bad Mühllacken und Bad Kreuzen an (http://www.marienschwestern.at).

Allgemeines

Falls während des Fastens Herzrhythmusstörungen, Magen-Darm-Beschwerden, Kreislaufprobleme, Kopfschmerzen, Migräneanfälle, Muskelkrämpfe, Sehstörungen oder andere Befindlichkeitsstörungen auftreten sollten, beenden Sie die Kur und lassen diese Beschwerden vom einem Arzt/einer Ärztin abklären!

Medikamente

Die essbare (Wild-)Pflanze ist in erster Linie als Lebensmittel und nicht als Medikament zu betrachten! Wenn Sie regelmäßig Medikamente einnehmen müssen, fragen Sie Ihren Arzt und/oder Apotheker, was Sie während der Fastenkur zu beachten haben und ob Sie sie durchführen können. Besonders gilt das bei Medikamenten mit enger THERAPEUTISCHER BREITE, wie z. B. Antikoagulanzien (Blutgerinnungshemmer), Herzglykosiden, Antidiabetika, oralen Kontrazeptiva ("die Pille"), Immunsuppressiva, Schmerzmitteln, Blutdruckmitteln, Psychopharmaka, Antiepileptika u. a. Die gleichzeitige Einnahme muss in jedem Fall mit einem Arzt/einer Ärztin abgeklärt werden!

Achtung: Halten Sie mindestens einen Zeitabstand von zwei Stunden vor und nach einer Medikamenteneinnahme ein, bevor Sie das TEH® DarmFit-Pulver einnehmen! Bei einem kürzeren Zeitabstand kann die Wirksamkeit der Medikamente vermindert sein!

Hormonstoffwechsel und Pille

Fasten hat einen Einfluss auf den Hormonhaushalt beider Geschlechter. Für Frauen gilt generell der Hinweis, dass unter Umständen die Periode früher einsetzt, kurz hintereinander auftritt oder auch ausfällt. Frauen, die hormonell mit der Pille verhüten, müssen während der Fastenzeit und der Zeit danach bis zum nächsten Zyklus bei Geschlechtsverkehr zusätzlich verhüten. Anderenfalls kann es zu einer Schwangerschaft kommen, da die Aufnahme und Wirkung der in der Pille vorhandenen Hormone eingeschränkt sein kann.

Verstopfung

Wenn Sie unter chronischer Verstopfung leiden, dann sollten Sie diesen Dauerzustand unbedingt bei einem Arzt abklären lassen, bevor Sie regelmäßig zu Abführmitteln greifen! Die wiederholte und dauerhafte Anwendung von Abführmitteln, auch pflanzlicher Art, führt zu einem unausweichlichen Kreislauf immer wiederkehrender Verstopfungen, wie im Theorieteil des Buches im Kapitel „Was man bei pflanzlichen Abführmitteln bedenken muss" (s. S. 181 ff.) erklärt wird. Der Elektrolythaushalt leidet an den immer höher werdenden Dosen von Abführmitteln. Schließlich kann die normale Darmfunktion nachweislich zerstört werden. Ein Darmverschluss (Ileus) muss in jedem Fall verhindert und ausgeschlossen werden.

Ein wichtiger Faktor, um eine Verstopfung zu erkennen, ist nicht nur, wie oft man Stuhlgang hat. Auch die Konsistenz von weich bis hart ist entscheidend, und es gibt „Schnell- und Langsam-Transportierer". Die einen suchen jeden Tag die Toilette auf, andere jeden zweiten oder dritten Tag. Wenn eine Regelmäßigkeit vorhanden ist, ist das der „gewohnte Ablauf" des individuellen Darms. Entsteht eine Verstopfung allerdings akut und außerhalb des gewohnten Musters, dann sollten Sie diesen Zustand unbedingt medizinisch abklären lassen.

Durchfall

Fasten Sie nicht, wenn Sie unter chronischem Durchfall leiden. Auch dieser Dauerzustand kann zu erhöhtem Elektrolyt-, Nährstoff- und Wasserverlust führen und Sie sollten ihn unbedingt bei einem Arzt/einer Ärztin abklären lassen! Falls während der Kur Durchfall auftreten sollte (mehr als drei flüssige Stuhlentleerungen pro Tag), dann beenden Sie die Kur und suchen Sie einen Arzt/eine Ärztin auf.

Einkaufen und Zubereiten

Die angeführten Lebensmittel sollten nach Möglichkeit biologisch, saisonal, regional und aus fairem Handel sein.

Vom TEH-Verein (Verein zur Erhaltung der Traditionellen Europäischen Heilkunde, Unken, Salzburg) können Sie folgende Produkte beziehen oder nach den hier im Buch angeführten Rezepten (s. Seite 32 ff.) selbst herstellen:

- TEH® DarmFit-Pulver
- TEH® DarmFit-Sauerhonig
- TEH® Pinzgauer 9-Kräuterpulver
- TEH® Kapuzinerkresse-Kren-Tinktur

Die frischen Kräuter, die in den Rezepturen genannt sind, können natürlich nach Verfügbarkeit und Jahreszeit variieren. In den Rezepten sind Beispiele angeführt, Sie können aber auch andere Kräuter im Sinne der Fastenkur verwenden, die Sie im Theorieteil des Buches (s. Seite 113 ff.) nachschlagen können. Die Menge der Wildkräuter ist nahezu unbegrenzt und sollte nach individuellem Geschmack ausgewählt werden. Lassen Sie sich auch von den weiteren Rezepten überzeugen und probieren Sie das eine oder andere Produkt aus.

Wenn Sie nach den Rezeptideen kochen wollen, empfehle ich Ihnen, den folgenden Vorrat anzulegen:

Lebensmittel

(die Mengenangaben sind Richtwerte, gelten für eine Person
und können abweichen)

100 g Braunhirse

100 g Erdmandeln

100 g Hirseflocken

100 g Hirsekorn

50 g Haferschrot oder
Dinkelschrot

100–200 g Lupinenmehl
(besondere pflanzliche
Eiweißquelle)

200 g Karotten

100 g Suppenkürbis
(z. B. Hokkaido)

500 g Kartoffeln

400 g Gemüse (z. B. violette,
gelbe, orange Karotten,
Petersilienwurzel, Sellerie,
Lauchgemüse, Fenchel,
Zucchini)

Mindestens 3 Birnen

Mindestens 6 Äpfel

6 Zwiebeln

1 Schalotte

1 Salatgurke

5 Blätter Mangold

30 g Vogerlsalat (Feldsalat)

1 Krenwurzel (Meerrettich)

200 g Topinambur

10 Brokkoliröschen

1 Avocado

200 g rote Rüben

50 g Birnenmus

4 Dörrfeigen

2 getrocknete Datteln

35–40 Stück Dörrpflaumen

70 g in Öl eingelegte Tomaten
oder getrocknete, die erst
noch einzulegen sind

200 g Maroni, gekocht

100 g Trockenobst und -gemüse,
gedörrt oder gefriergetrocknet,
z. B. Erdbeeren, Birnen,
Äpfel, Marillen, Aronia,
Kohlrabi, Karotten, Zucchini

1 beliebiges probiotisches
Joghurt (Natur, Kefir,
Schafmilch, Hafer)

1 Liter Haferdrink

200 g Hafer-Cuisine

Getränke und Tees

Diverse Obst- und Gemüse-
säfte laut Getränkeliste
(s. Seite 40)
Teemischung laut Teerezeptu-
ren im Rezeptteil (s. Seite 32 ff.)
Schafgarbentee
(für Leberwickel)

Zum Verfeinern

50 g Buchweizen, ganz
50 g Kürbiskerne, ganz
70 g Walnüsse, ganz
50 g Rosinen
50 g Mohn, gerieben
50 g Honig
Knoblauch
Essiggurken
Blütenpulver (s. Rezeptteil,
Seite 32 ff.)
Mandelmus
Rosenwurz-Wurzelpulver
Dijon-Senf
Balsamico-Essig
Naturtrüber Apfelessig

Öle

Kalt gepresste Pflanzenöle
(Lein-, Walnuss- oder Hanföl)
Olivenöl nativ extra
Rapsöl
Sonnenblumenöl
Kürbiskernöl

Gewürze

Natursalz aus der Mühle
Paprikapulver
Galgantpulver
Bertrampulver
Vanilleschote(/-pulver)
Cayennepfeffer
Muskatnuss
Suppengewürzpulver oder
-paste (s. Rezeptteil,
Seite 32 ff.)

Rezepte

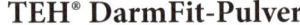

TEH® DarmFit-Pulver

Zutaten:
1 Teil Pektin (quellender Ballaststoff)
1 Teil Heilerde (grüner Lehm)
1 Teil Eibischwurzel (Althaeae radix, Althaea officinalis L.)
1 Teil Leinsamen ganz (Lini semen in toto) oder
1 Teil Flohsamenschalen (Psyllii semen) (Anm.: im gekauften
Pulver vom TEH-Verein ist Leinsamen enthalten.)
1/2 Teil Kräuterpulver aus Fenchelsamen (Foeniculi fructus),
Anissamen (Anisi fructus), Kümmel (Carvi fructus),
Löwenzahnwurzel (Taraxaci radix), Angelikawurzel
(Angelicae radix) und Wermutkraut (Artemisiae absinthii herba)
zu gleichen Teilen vermischt

Wirkung: Verbesserung der Darmflora und Darmfunktion

Dosierung: 1 EL Darmreinigungspulver pro Tag in 400 ml lauwarmem Wasser, schluckweise auf nüchternen Magen getrunken.

Zubereitung: Die getrockneten Kräuter werden eingewogen und in einer Schüssel nacheinander homogen vermischt, dann fein verrieben oder gemahlen. Schließlich werden sie fein durchgesiebt und mit den anderen Zutaten homogen vermengt.

Aufbewahrung: In Braunglasflaschen mit breiter Öffnung abfüllen und etikettieren. Gut verschlossen trocken lagern. Haltbarkeit: 1 Jahr.

Anwendung: Ein EL **TEH®DarmFit-Pulver** in 400 ml kaltem Wasser auflösen, den Saft einer halben Zitrone dazugeben und schluckweise trinken. Dazu kann ein warmer Ausleitungstee getrunken werden.

TEH® DarmFit-Sauerhonig

Zutaten für die Herstellung von 1 Liter Sauerhonig:
250 ml Gärungsessig in einem mindestens 3 Liter fassenden
Glasgefäß ansetzen mit:
1 g Meisterwurzwurzel (Imperatoriae radix)
0,3 g Wermutkraut (Artemisiae absinthii herba)
1 g Wacholderbeeren (Juniperi fructus)
1 g Ysopkraut (Hyssopi herba)
2 g Kümmelsamen (Carvi fructus)
0,8 g Schafgarbenkraut (Millefolii herba)
1 g Pfefferminzblätter (Menthae pip. folium)
1 g Löwenzahnwurzel (Taraxacum radix)
0,5 g Galgantwurzel (Galangae rhizoma)
1 g Steinsalz

Wirkung: Verbesserung der Darmflora und Darmfunktion, Wirkungen je nach Kräuterzusatz.

Zubereitung: Gefäß verschließen und unter täglichem Schütteln 3 Wochen ziehen lassen. Dann abseihen, kolieren (d. h. 1–2 Tage verschlossen stehen lassen, bis sich Schwebstoffe abgesetzt haben, dann Überstand abgießen) und mit 750 g Honig versetzen.

Aufbewahrung: Unter Rühren lösen und in Braunglasflaschen abfüllen. Etikettieren. Haltbarkeit: 1 Jahr.

Anwendung: 1–3 EL vom TEH® DarmFit-Sauerhonig mit 100 ml Wasser oder Tee verdünnen und schluckweise trinken.

TEH® Pinzgauer 9-Kräuterpulver

Ein „kräuterliches" Pendant zum Basenpulver (= Bitterpulver)

Zusammensetzung:

1 Teil Wermutkraut (Artemisia absinthii herba)

2 Teile Schafgarbenkraut (Millefolii herba)

2 Teile Wacholderbeeren (Juniperi fructus)

4 Teile Fenchelsamen (Foeniculi fructus)

4 Teile Kümmelsamen (Carvi fructus)

2 Teile Angelikawurzel (Angelicae radix)

4 Teile Löwenzahnwurzel (Taraxacum radix)

2 Teile Bertramwurzel (Pyrethri radix)

1 Teil Meisterwurz (Peucedanum radix)

Zubereitung: Die getrockneten Kräuter werden eingewogen und in einer Schüssel nacheinander homogen vermischt, dann fein verrieben oder gemahlen.

Aufbewahrung: In Braunglasflaschen mit breiter Öffnung abfüllen und etikettieren. Gut verschlossen trocken lagern. Haltbarkeit: 1 Jahr.

Anwendung: Dieses Rezept ergibt ein wunderbares Basenpulver, welches Sie über die Fastentage und darüber hinaus vielseitig einsetzen können: pur, in Joghurt, in Müsli, in Brot und Kuchenteigen, in Kaffee, in Obst- und Gemüsesäften, als Tee, in Suppen, in Topfen, Sauerrahm oder Obers (= Sahne). Der Fantasie sind keine Grenzen gesetzt!

TEH® Kapuzinerkresse-Kren-Tinktur

Zutaten und Zubereitung: 10 g frisch geriebenen Kren (= Meerrettich) mit 90 g 40%igem reinem Alkohol in einem Glasgefäß mit breiter Öffnung für 3 Wochen ansetzen. Täglich schütteln und an einem dunklen Ort extrahieren lassen. Dann abseihen. 10 g frisches Kapuzinerkresse-Kraut (geschnitten) mit 90 g 40%igem reinen Alkohol in einem Glasgefäß mit breiter Öffnung für 3

Wochen ansetzen. Täglich schütteln und an einem dunklen Ort extrahieren lassen. Dann abseihen.

Aufbewahrung: 3 Teile Kapuzinerkresse-Tinktur mit 1 Teil Kren-Tinktur vereinen und in einer Braunglasflasche mit Tropfeinsatz abfüllen. Etikettieren. Dunkel und kühl lagern. Haltbarkeit: 1 Jahr.

Anwendung: 2 × täglich 10 Tropfen in etwas Wasser einnehmen.

Kapuzinerkresse-Kren-Sole
(als alkoholfreie Alternative)

Zutaten und Zubereitung: 30 g Steinsalz mit (Quell-)Wasser auf 100 g auffüllen. Vermischen, rühren und stehenlassen. Sobald sich kein Salz mehr löst, die gesättigte Lösung zu 20 g Kapuzinerkresse-Blüten (geschnitten) und 10 g geriebenem Kren(= Meerrettich) in ein Braunglas mit breiter Öffnung geben. Verschließen und 4 Wochen an einem dunklen Ort ziehen lassen. Täglich schütteln. Dann filtrieren.

Aufbewahrung: In eine Braunglasflasche mit Tropfeinsatz abfüllen. Etikettieren. Dunkel und kühl lagern. Haltbarkeit: 1 Jahr.

Anwendung: 2 × täglich 10 Tropfen in etwas Wasser einnehmen.

Kräutermixgetränke – „Grüne Kraftpakete"

Zutaten und Zubereitung: 15 g gemischte, frische Kräuter, v. a. auch junge, essbare Laubblätter und wenige Blüten- und Blatt-Knospen mit einem Apfel und einer Karotte im Mixer pürieren und mit 300 ml Wasser verdünnen und mixen.

Frischpflanzensäfte kann man auch in der Apotheke oder dem Reformhaus erwerben. Diese fertigen Säfte im Verhältnis 1 : 5 mit Wasser verdünnen.

Eichen-Smoothie –
vitaminisierend und vitalisierend[5]
Zubereitung: 30 junge, frische Eichenblätter mit einem Wiege-
messer zerkleinern und in einem hohen Topf mit 1 Liter Wasser
übergießen. Dann mit dem Pürierstab mixen und eine halbe
Stunde ziehen lassen. Danach durch einen Kaffeefilter oder Pas-
siertuch filtrieren.
Aufbewahrung: Am besten frisch genießen. Kühl aufbewahren.
Die jungen Blätter der Eiche schmecken lieblich und zitronig-süß.
Der Smoothie ist reich an Vitamin C, Chlorophyll, Gerbsäure
und Magnesium.

„Verjüngung" mit Schwarzpappel-Gemmo-Mazerat

Die Verwendung von Knospen (Knospe = Gemma) erfährt in
der Phytotherapie momentan eine Renaissance. Knospen sind
das Mikroformat der jeweiligen Pflanze oder des Baumes. Es ist
nur zu offensichtlich, dass wir mit ihnen diejenigen Produkte der
Pflanze in der Hand halten, die mit ihrem aktiven Embryonalge-
webe den lebendigen und dynamischen Wachstumsprozess auf
unseren Stoffwechsel übertragen können. Damit sind sie das
„Verjüngungsmittel" schlechthin. Die in ihnen enthaltenen Wachs-
tumsfaktoren und Enzyme verbessern die Zellkommunikation,
aktivieren Reparaturmechanismen, unterstützen die Zellregene-
ration und fördern die Entgiftung. Die Selbstheilungskräfte des
Körpers werden aktiviert. Damit sind sie wie geschaffen für die
Verwendung in der TEH-Fastenkur. Aufgrund der in ihnen enthaltenen potenten Wirkstoffe reichen schon geringe Mengen für
einen ausreichenden Effekt. Verwenden Sie sie daher immer frisch
und nur in kleinen Mengen, maximal eine Handvoll je Tag. Eine
besonders gute Aufnahme der Wirkstoffe hat man durch direktes,
aktives Kauen und das damit verbundene Einspeicheln der Pflanzenteile.

Neben vielen anderen Gehölzen hat mich die Schwarzpappel (Populus nigra), was Aroma und Wirkung angeht, in den letzten Jahren sicherlich am meisten beeindruckt. Das Fasten unterstützt sie mit ihrer harntreibenden, ausleitenden und kräftigenden Wirkung. Darüber hinaus hemmen ihre Wirkstoffe das Wachstum von PATHOGENEN Bakterien, Pilzen und Viren und stärken das Immunsystem. Ihre Einsatzgebiete sind vielseitig und können natürlich auch außerhalb der Fastenzeit liegen: Ihre Knospenauszüge stärken, innerlich eingenommen, die Venen und helfen bei entzündlichen Gelenkerkrankungen; äußerlich angewendet, werden sie erfolgreich zur Verbesserung der Wundheilung eingesetzt.

Nach Möglichkeit verwenden Sie die in der Folge beschriebene Rezeptur aus den Pappelknospen einmal täglich während der Fastenzeit und noch eine weitere Woche danach. Auch Knospen, Blätter und Rinde können frisch verzehrt oder getrocknet zu Pulver verrieben werden, welches dann diversen (Süß-)Speisen eine aromatisch-herbe Note verleiht.

Hinweis: Die Knospenernte auf mehrere Bäume aufteilen und nur wenige per Hand ernten, damit sich der Baum erholen kann! Ein vergleichbarer Richtwert beim Sammeln nach NEDOMA: Äpfel in Kübel, Kräuter im Korb, Knospen im Fingerhut.

Das Gemmo-Mazerat

kann man in der Apotheke erwerben oder im Frühling selbst machen.

Zutaten:

10 g Schwarzpappelknospen
30 g Wasser
30 g Glyzerin
30 g 40%iger reiner Alkohol

Zubereitung: Die Knospen mit einem Messer zerkleinern und in eine Braunglasflasche mit breiter Öffnung geben. Wasser, Glyzerin und Alkohol mischen und zu den Knospen geben. Für 3 Wochen lichtgeschützt ziehen lassen. Täglich schütteln.

Aufbewahrung: Dann abfiltrieren und in eine Braunglasflasche mit Zerstäuber abfüllen. Etikettieren. Haltbarkeit: 1 Jahr.

Anwendung: Morgens 3–4-mal in den Mund sprühen, um die Schleimhäute gut zu benetzen. Alternativ können auch 10–30 Tropfen in einem Glas Wasser über den Tag verteilt getrunken werden.

Hier eine Auswahl an weiteren heimischen Bäumen und Sträuchern, von welchen man Knospen verwenden kann:
Ahorn (*Acer campestre*), Birke (*Betula pubescens, Betula verrucosa*), Eichenarten (*Quercus*), Erlenarten (*Alnus*), Esche (*Fraxinus excelsior*), Hasel (*Corylus avellana*), Lärche (*Larix*), Linde (*Tilia cordata, Tilia platyphyllos*), Sanddorn (*Hippophae rhamnoides*), Schlehdorn (*Prunus spinosa*), Schwarzpappel (*Populus nigra*), Walnuss (*Juglans regia*), Wacholder (*Juniperus communis*), Weißdorn (*Crataegus*), Weidenarten (*Salix*), Berberitze (*Berberis vulgaris*), Brombeere (*Rubus fruticosus*), Erdbeere (*Fragaria*), Essigrose (*Rosa gallica*), Heckenrose (*Rosa canina*), Himbeere (*Rubus idaeus*), schwarze Johannisbeere (*Ribes nigrum*), Knospen von Obstbäumen wie Apfel (*Malus*), Birne (*Pyrus*), Kirsche (*Prunus avium*), Kornelkirsche (*Cornus mas*), Zwetschge (*Prunus domestica subsp. domestica*).

Blütenpulver

Bunte Blüten sind nicht nur eine Bereicherung für das Auge und den Geschmack. Nachfolgend sind Beispiele für Blüten angeführt, die den Körper beim Entgiften unterstützen. Sie können für das kreative Blütenpulver gesammelt, schonend bei 35–40 °C (Dörrapparat, lichtarmer Raum, Luftentfeuchter) getrocknet und im beliebigen Verhältnis gemischt und vermahlen werden: Weiße Taubnessel (*Lamium alba*), Goldmelisse (*Monarda didyma*), Schlehdorn (*Prunus spinosa*), Wohlriechendes Veilchen (*Viola odorata*), Pfingstrose (*Paeonia officinalis*), Kornblume (*Centaurea cyanus*), Ringelblume (*Calendula officinalis*), Rotklee (*Trifolium pratense*), Gelbes, Feld- und Ackerstiefmütterchen (*Viola lutea, V. tricolor, V. arvensis*), Ehrenpreis (*Veronica officinalis*), Kriechender Günsel (*Ajuga reptans*), Schlüsselblumen (*Primula veris*), Essigrose (*Rosa gallica*), Heckenrose (*Rosa canina*), Schnittlauch (*Allium schoenoprasum*), Bärlauch (*Allium ursinum*), Wiesenkümmel (*Carum carvi*), Borretsch (*Borago officinalis*).

Blütenbutter

Zubereitung: Dafür nehmen Sie eine Handvoll gerade frisch verfügbarer Blüten (vergleiche Liste oben und/oder andere essbare Blüten) und mixen Sie diese mit dem Pürierstab mit 50 g Butter.

Aufbewahrung: Frisch verwenden oder für den späteren Gebrauch in kleinen Eiswürfelformen einfrieren.

Trinken während der Kur – die Getränkeliste

- (Quell-)Wasser, stilles Mineralwasser
- Gemüsesäfte (wenn möglich ohne Salzzusatz): Karotte, Tomate, Rote Rüben, Grünkohl, Spinat, Mangold, Artischocke, gemischtes Gemüse
- Fruchtsäfte (in Maßen, d. h. max. 1–2 Gläser mit 250 ml 1 : 1 mit Wasser verdünnt, wegen des Gehalts an Zucker und Fruchtsäuren): Apfel, Aronia, Birne, Brombeere, Heidelbeere, Himbeere, schwarzer Holler (Holunder), schwarze Johannisbeere, Kirschen, Preiselbeeren, Sanddorn, Schlehen
- Gärgetränk (bis zu 3 × 250 ml je Tag, 1 : 1 mit Wasser verdünnt): Brotgetränk
- Andere:
  - Birkenwasser (3 × täglich 1 EL)
  - Eichen-Smoothie (s. Seite 36)
  - alkoholfreies Bier (maximal 250 ml pro Tag)

Teemischungen

Tee 1 zur Ausleitung und Reinigung
von Stoffwechselendprodukten

Zutaten:

30 g Brennnesselblätter (Urticae folium)
20 g Goldrutenkraut (Solidaginis herba)
20 g Gundelrebenkraut (Hederae terrestris herba)
10 g Wegwartenwurzel (Cichorii radix)
20 g Stiefmütterchenkraut (Violae tricoloris herba)
10 g Gänseblümchenblüten (Bellidis flos)

Zubereitung: Von dieser Mischung 2 EL mit 1 Liter zuvor abgekochtem und nach Abkühlung lauwarmem Wasser übergießen,

10 Minuten zugedeckt ziehen lassen, abseihen und in einer Thermoskanne warm halten.
Anwendung: 4 × täglich eine Tasse mäßig warmen Tee trinken. Maximal 3 Wochen anwenden.

Tee 2 zur Anregung einer schwachen Lymphtätigkeit
Zutaten:
Brennnesselkraut (Urticae folium)
Birkenblätter (Betulae folium)
Löwenzahnwurzel (Taraxaci radix)
Walnussblätter (Juglandis folium)
Stiefmütterchenkraut (Violae tricoloris herba)
zu gleichen Teilen mischen lassen oder selbst mischen
Zubereitung: 2 EL mit 1 Liter heißem Wasser (ca. 70–80 °C) übergießen, 5–10 Minuten zugedeckt ziehen lassen, abseihen und in einer Thermoskanne warm halten.
Anwendung: 4 × täglich eine Tasse warmen Tee trinken. Maximal 3 Wochen anwenden.

Tee 3 (für Fortgeschrittene und „Fleißige")
zur Anregung der Nierentätigkeit und Aufbau
des Bindegewebes: Ackerschachtelhalmtee
(*Equiseti herba, Equisetum arvense*)
Zubereitung: 5 EL über Nacht in 1 Liter kaltem Wasser einweichen. Am nächsten Tag das Ganze 30 Minuten kochen und abseihen.
Anwendung: Mehrmals täglich davon 1 Tasse zwischen den Mahlzeiten trinken. Der Tee kann warm oder kalt genossen werden.

Achtung: Keinen Sumpfschachtelhalm *(Equisetum palustre)* verwenden, da dieser giftig ist!

Tägliche Anwendungen

Die in der Folge beschriebenen Anwendungen gelten täglich für die gesamte 7-Tage-Kur.

Trinken

Zubereitung von 1 Liter eines Ausleitungstees aus dem Rezeptteil, den Sie über den Tag verteilt, am besten warm (Thermoskanne), trinken. Quell- und Leitungswasser kann zu jeder Zeit getrunken werden. Die Zwischenmahlzeiten decken Sie an Tag 1 bis Tag 4 ebenfalls mit Säften aus der Getränkeliste ab, wobei Mengenbeschränkungen für die Obst- und die Gärgetränke (1–2 Gläser, jeweils 125 ml Saft + 125 ml Wasser), den Birkensaft (3 × täglich 1 EL) und alkoholfreies Bier (maximal 100–250 ml im Falle eines Durchhängers und Energiebedarfs) je Tag gelten.

Essen

VOR DEM FRÜHSTÜCK

Bertram-Olivenöl-Ziehen: Mit 1 EL Olivenöl und einer Messerspitze Bertrampulver die Mundhöhle spülen und für 2–3 Minuten durch die Zähne ziehen. Das Olivenöl nicht schlucken, sondern ausspucken. Dann gründlich die Zähne putzen. Das Öl bindet Bakterien und Speisereste. Außerdem regt es den Lymphfluss im Hals-Kopf-Bereich an. Die Bitterstoffe aus der Bertramwurzel entgiften, kräftigen und regen die Darmtätigkeit an.

ZUM FRÜHSTÜCK

Ein **EL TEH® DarmFit-Pulver** in 400 ml kaltem Wasser auflösen, den Saft einer halben Zitrone dazugeben und schluckweise trinken. Dazu kann ein warmer Ausleitungstee getrunken werden.

Das DarmFit-Pulver verbessert die Darmflora und die Darmfunktionen.

> **Tipp:** Sollten Sie unterwegs sein oder arbeiten, empfehle
> ich die Zubereitung in einer Flasche mit breiter Öffnung,
> damit Sie unterwegs einfach davon trinken und die
> Flasche anschließend besser reinigen können.

Je nach Verträglichkeit und Wirkung genießen Sie 3–5 Stück
Dörrpflaumen, die am Vorabend in Wasser eingelegt wurden.
Kauen Sie sie gut und trinken Sie den Einlegesaft schluckweise
dazu, um die Verdauung anzuregen. Falls Dörrpflaumen bei
Ihnen erfahrungsgemäß zu Durchfall führen, lassen Sie diese
einfach weg.
Zusätzlich können Sie die Ausleitung von Stoffwechselendpro-
dukten und das Immunsystem mit den Scharfstoffen aus der
Kapuzinerkresse und dem Kren unterstützen:
Dafür **20 Tropfen TEH® Kapuzinerkresse-Kren-Tinktur** (enthält
Alkohol) oder **20 Tropfen Kapuzinerkresse-Kren-Sole** in einem
Glas Wasser einnehmen.

ABENDS

Weichen Sie **3–5 Dörrpflaumen** in warmem Wasser über Nacht
ein. Diese genießen Sie dann zum Frühstück am Folgetag.

1–3 EL vom **TEH® DarmFit-Sauerhonig** mit 100 ml Wasser oder
Tee verdünnen. Am Abend genießen. Diese Komposition an
Naturprodukten fördert den Aufbau einer gesunden Darmflora
und -funktion.

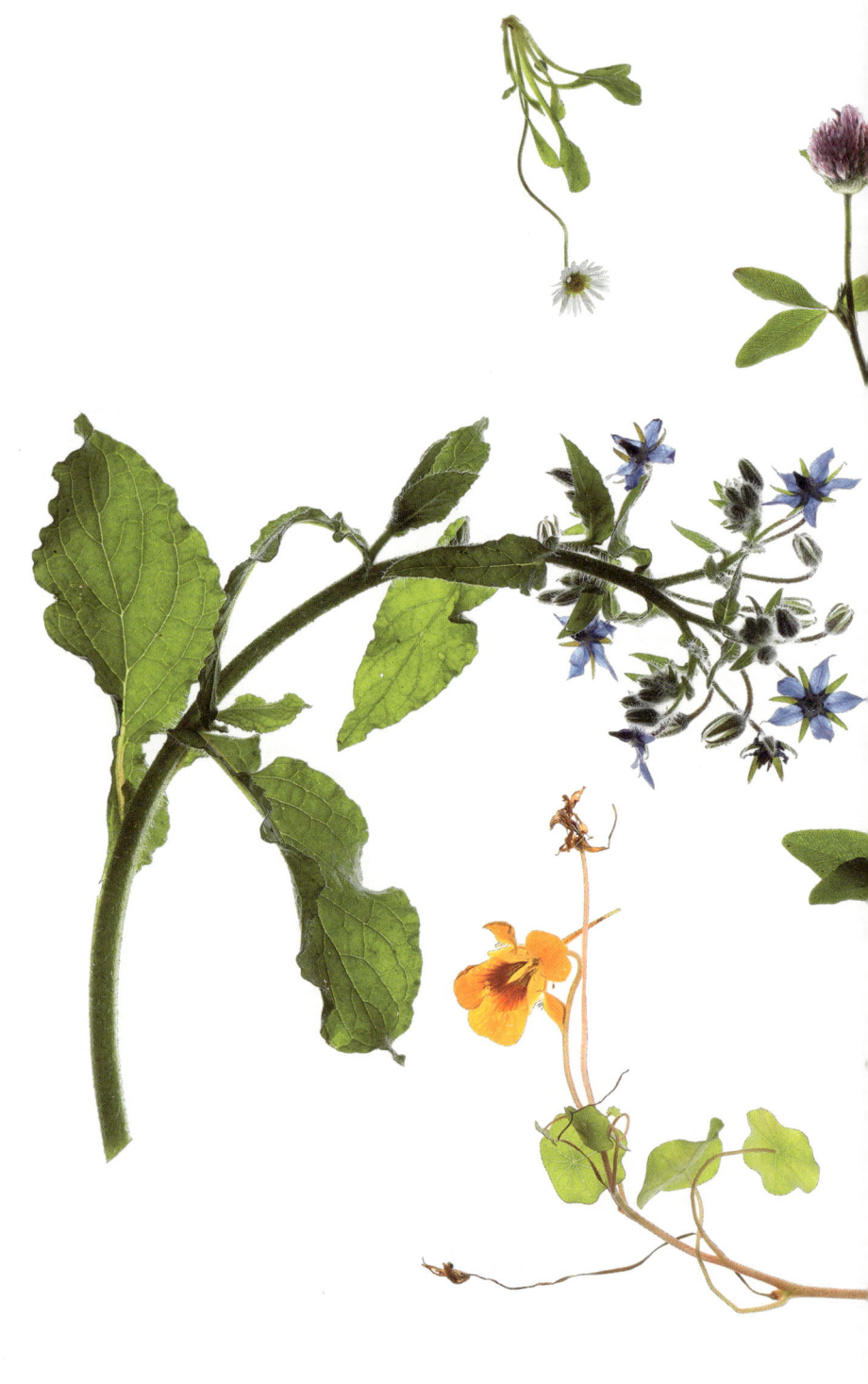

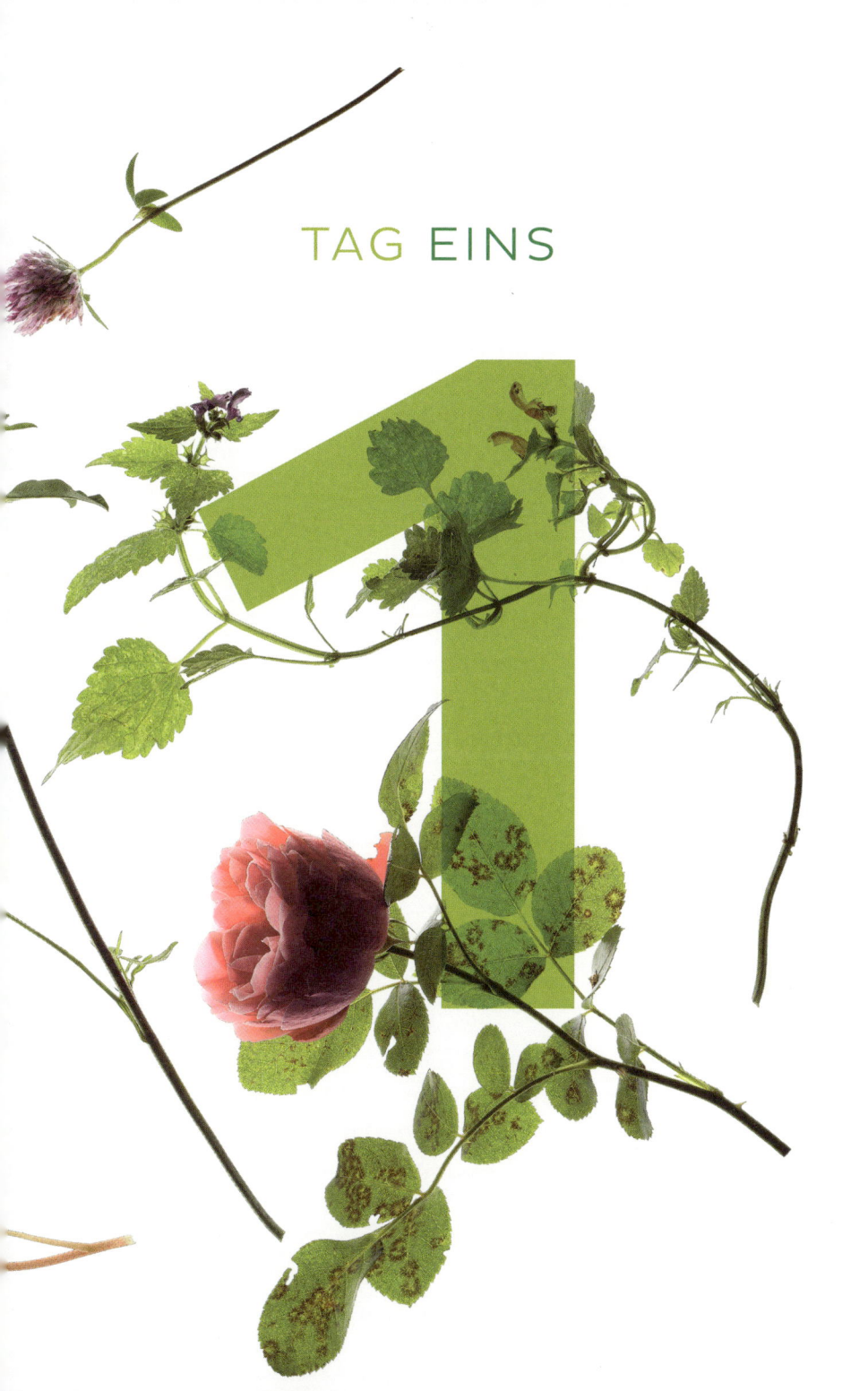

TAG EINS

Tag 1: Der Erholungstag

Obst-Blüten-Joghurt

Beliebiges probiotisches Joghurt (Natur, Kefir, Schafmilch, Hafer)
1 EL echter Blüten- oder Waldhonig, etwas Blütenpollen
nach Belieben und Verträglichkeit
1 TL kalt gepresstes Pflanzenöl (z. B. Leinöl, Walnussöl, Hanföl)
1 TL Blütenpulver oder frische, essbare Blüten
1–2 Stück beliebiges Obst der Saison schneiden
und untermischen

Nach Belieben können Sie die eingeweichten Dörrpflaumen zum oder im Joghurt untergemischt zu sich nehmen.

Dinkelnudeln oder Kartoffeln mit etwas gedünstetem Gemüse nach Wahl und Bärlauchpesto.

Suppe nach Wahl: z. B. Kartoffelcreme-, Karottencreme-, Kürbiscreme-, Tomatencreme-, Kräutercremesuppe. Nach Belieben würzen mit einer Messerspitze von Betram, Wermut, Galgant, Meisterwurz, Wacholderbeeren, Schafgarbenkraut, Kümmel, Löwenzahnwurzel. Alle genannten sind in dem TEH® Pinzgauer 9-Kräuterpulver enthalten.

Karotten-Kürbiscremesuppe

Zutaten:

100 g Karotten
100 g Suppenkürbis (z. B. Hokkaido mit Schale)
1 kleine Zwiebel
1/2 Knoblauchzehe
150 ml Wasser
100 g Hafer Cuisine
1 TL Suppengewürzpaste
Paprikapulver, Schnittlauch
1 Prise Natursalz aus der Mühle
1 TL Sonnenblumenöl oder Olivenöl
1 EL Kürbiskernöl
10 Kürbiskerne

Zubereitung: Zwiebel und Knoblauchzehe fein schneiden und in Öl anschwitzen. Karotten und Kürbis in kleine Stücke schneiden, kurz mitschwitzen lassen und mit dem Wasser und der Suppengewürzpaste ca. 15 Minuten zugedeckt weich dünsten. Dann mit der Hafer Cuisine aufgießen, Gewürze dazugeben und mit dem Pürierstab mixen. Mit Kürbiskernöl und Kürbiskernen nach Belieben garnieren.

ZWISCHENMAHLZEITEN

Über den Tag verteilt: ein Apfel, eine Birne, ein Stück Sauerteigbrot mit (Blüten-)Butter oder 1 TL Leinöl und Brokkoli- oder Kresse-Keimlingen oben darauf.

Körper, Seele und Sie

„Die Seele nährt sich von dem, woran sie sich freut.“
(Aurelius Augustinus)

Die Pflege bzw. Wiederentdeckung von Quellen für positive Gefühle wie Kunst, Literatur, Musik, Meditation, Humor, Natur sowie mitmenschlichen Beziehungen und Spiritualität stabilisiert die emotionale Balance eines Menschen.[6] Zapfen Sie Ihre Quellen der Freude an! Meine Seele nährt sich z. B. an der Gegenwart von Freunden, und ich vergesse alles andere „scheinbar“ Wichtige. Vielleicht lassen Sie den Nachmittag oder Abend bei einem angenehmen Gespräch und Kräutertee mit einem Freund/einer Freundin ausklingen und erzählen von Ihrem Fastenvorhaben? Kombinieren Sie das Treffen nach Lust und Laune mit einem Abendspaziergang und lassen Sie sich von Regenwetter ja nicht abhalten! Ihre Begeisterung kann vielleicht auch andere Menschen in Ihrem Umfeld anstecken, mitzumachen!

ÄUSSERLICHE ANWENDUNG

Körper-Peeling mit Kaffee

Vorbereitung: 1–2 EL Kaffeepulver, 50 g Meersalz, 1–2 EL Mandel- oder Olivenöl gut miteinander vermengen und in einer Schale mit in die Dusche nehmen.
Anwendung: Die Haut abduschen und dann das Peeling kreisförmig auf Beinen, Armen, Rücken, Bauch und Po einmassieren. Danach wieder gut abduschen und den Körper mit etwas Mandelöl verwöhnen. Nach Belieben kann man dem Mandelöl noch einen Tropfen ätherisches Rosenöl oder Lavendelöl zu Entspannung zusetzen. Nicht auf offenen und wunden Hautstellen verwenden!

48

> **Tipp:** Die Anwendung gelingt am besten in der Dusche.

Darm

Kaum einem anderen Organ wurde in den letzten fünfzehn Jahren so viel Aufmerksamkeit geschenkt wie ihm. Bis Ende der 1990er-Jahre führte er in Bezug auf seine Rolle für unsere Gesundheit beinahe ein Schattendasein. Erste Forschungsarbeiten des berühmten russischen Nobelpreisträgers I. Metschnikow hinsichtlich der Wichtigkeit der mikrobiellen Darmflora auf die Gesundheit wurden um die Jahrtausendwende wiederentdeckt und als wissenschaftliche Basis zur Entschlüsselung der enteralen MIKROBIOTA – das ist die Gesamtheit der kleinen Lebewesen, die unseren Darm besiedelt haben – herangezogen.[7] Unser Darm beherbergt mehr als 100 Billionen Bakterien, wobei es mehr als tausend unterschiedliche Spezies gibt und die meisten davon sich im Dickdarm am wohlsten fühlen. Nicht zu vergessen die ebenso vorhandenen Viren, Hefen und Pilzen. Beinahe unvorstellbar, aber ein Gramm Kot hat mehr Bakterien, als Menschen auf der Erde leben! Ich erinnere mich, dass der Darm während meines Pharmaziestudiums (2002–2007) Thema in den Fächern Anatomie und Pathophysiologie war. Die Erfahrungen der letzten Jahre zur immensen Bedeutung der MIKROBIOTA für dieses Ausnahmeorgan fließen jetzt nach und nach in diese Lehre ein.

Die Grundlagenforschung hat zwar erst begonnen, dennoch liegen bereits zahlreiche Daten zu den diversen Wirkungen aus klinischen Studien am Menschen vor.[8,9,10] Diese belegen die Wichtigkeit der MIKROBIOTA hinsichtlich der Übernahme wichtiger körperlicher Funktionen, wie etwa die Beteiligung an der

Immunabwehr, der Vitaminsynthese, der Verdauung, der Verbesserung der Leberfunktion, der Produktion von wichtigen Stoffwechselprodukten wie unter anderem des NEUROTRANSMITTERS SEROTONIN und der Abwehr von Krankheitserregern. Menschen z. B. mit Depression, Übergewicht oder chronischen Darmentzündungen sowie gestillte und nicht gestillte Kinder, sie alle weisen eine unterschiedliche Bakterienzusammensetzung im Darm auf. Ernährung, Lebensstil, Umweltfaktoren, Krankheit und die Einnahme von Medikamenten haben Einfluss auf die Zusammensetzung der MIKROBIOTA, die so individuell wie ein Fingerabdruck ist! Mittlerweile ist die Nachfrage nach Probiotika und Präbiotika gestiegen und man erkennt die positiven Wirkungen, sei es z. B. bei Durchfall, zur Erhaltung und Wiederaufbau der Darmflora bei Antibiotikaeinnahme oder zur komplementären Einnahme bei Nahrungsmittelunverträglichkeiten.

Während der Fastenkur wird dem Darm hinsichtlich Verdauung eine Ruhe gegönnt. Mit der Ausscheidung von Stoffwechselendprodukten und Giftstoffen – die während des Fastens besonders mobilisiert werden – ist er allerdings mehr als gefordert. Wir unterstützen ihn dabei mit **Bitterstoffen, Schleimstoffen, ätherischen Ölen, Senf- und Lauchölen, Polyphenolen und natürlichen Essigsäure- und Milchsäure-Kulturen.** Mehr zu deren Wirkungsmechanismen finden Sie im zweiten Teil. Eine besondere Beziehung ist der Darm nicht nur mit unserem Gehirn, sondern auch mit der Haut eingegangen. Die Haut leidet besonders, wenn er im Ungleichgewicht ist, und ist eine der besten Vermittlerinnen davon, wie es in unserem Inneren aussieht. Sie übernimmt die Ausscheidung vieler Stoffwechselendprodukte, wenn der Darm damit überfordert ist. Unser größtes Organ zeigt sich dann fettig, glänzend oder matt, an manchen Stellen trocken und unrein. Patienten und Patientinnen, die mich bei Hautproblemen um Rat bitten, befrage ich unter anderem über den Zustand ihrer anderen Entgiftungsorgane, über ihren Gemütszustand und ihren Hormonhaushalt.

Bei der Therapie der Haut ist es ratsam, diese zunächst einmal von der Entgiftungsfunktion zu entlasten und den anderen Kandidaten den Vortritt zu lassen. Während der Fastenzeit können Sie die Haut mit den Wirkstoffen aus Heublumen- und Basenbädern unterstützen. Die Hautporen werden geöffnet, die Durchblutung gefördert und die Stoffwechselendprodukte verbessert abtransportiert. Während des Bades ruhen und rasten Sie. Diese Teile der Regenerationsphasen sind neben dem Schlaf besonders wichtig, weil dann der Darm am effektivsten arbeitet. Das verdanken wir dem sogenannten *Parasympathikus*, dem Gegenspieler des *Sympathikus*. Beide sind wichtige Teile des vegetativen Nervensystems. Während der *Sympathikus* für die Leistungssteigerung unseres Körpers verantwortlich ist und u. a. Herztätigkeit, Blutdruck, Zuckerbereitstellung und Stoffwechsel steigert, hat der Parasympathikus eine anregende Wirkung auf die Darmabschnitte. Die parasympathische Informationsübertragung an die inneren Organe (Herz, Bronchien, Magen, Darm, Gallenblase, Leber, Bauchspeicheldrüse und Harnleiter) erfolgt über den sogenannten Nervus vagus. Dieser Nerv ist die essenziellste und schnellste Verbindung zwischen Darm und Gehirn. In meinen Vorträgen erwähne ich ihn gerne, denn viele Pflanzenwirkstoffe, wie z. B. auch die Bitterstoffe und Saponine, wirken über ihn.

Die Wechselwirkungen, die der Darm mit seiner Umgebung eingeht, sind zahlreich und beinahe unüberschaubar. Zwar kann auch ein gesunder Darm nicht jede Krankheit heilen, aber er kann – wenn er im Gleichgewicht ist und wenn ihm seine Ruhephasen gegönnt werden – sehr wohl einen großen Beitrag zum Gesundsein und Genesen leisten!

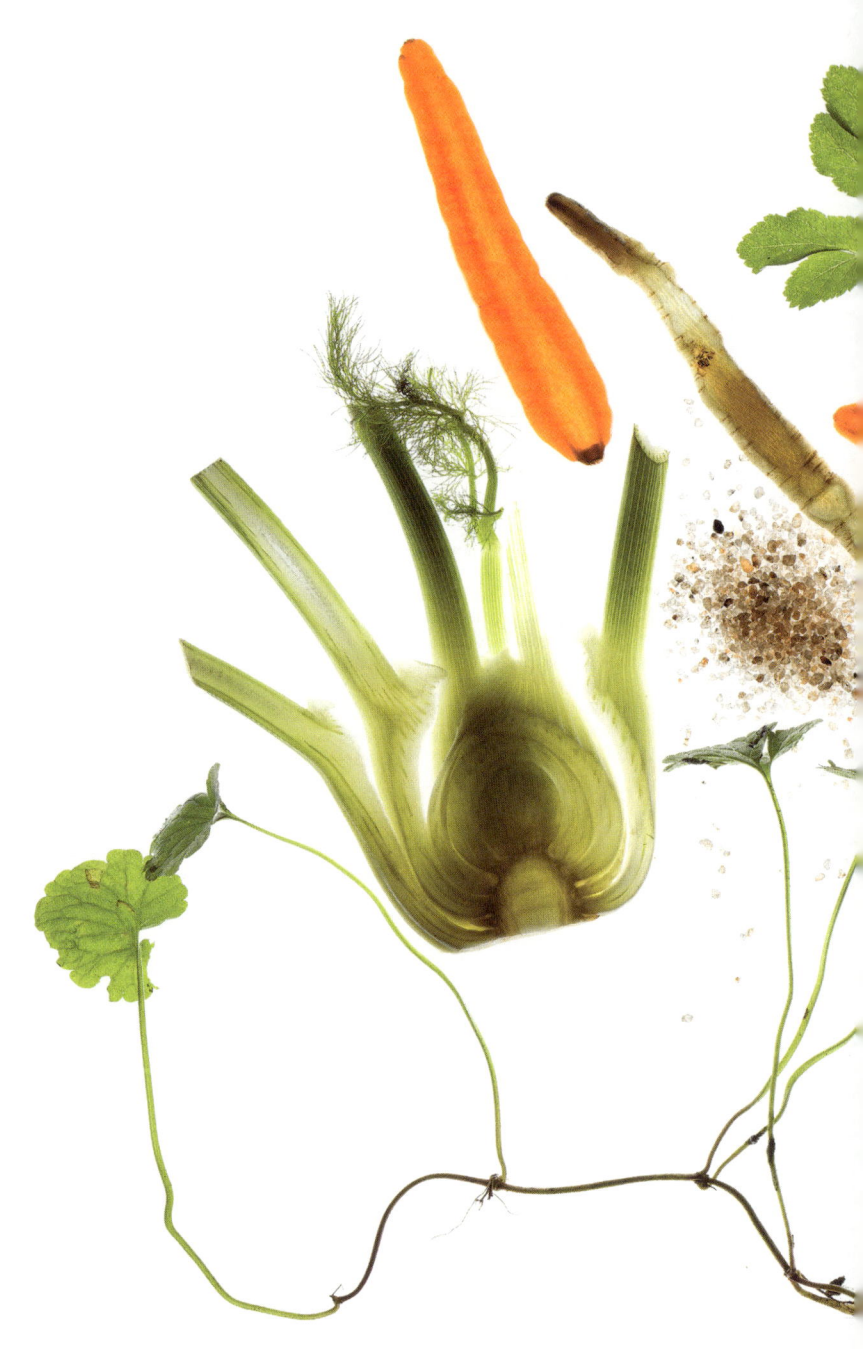

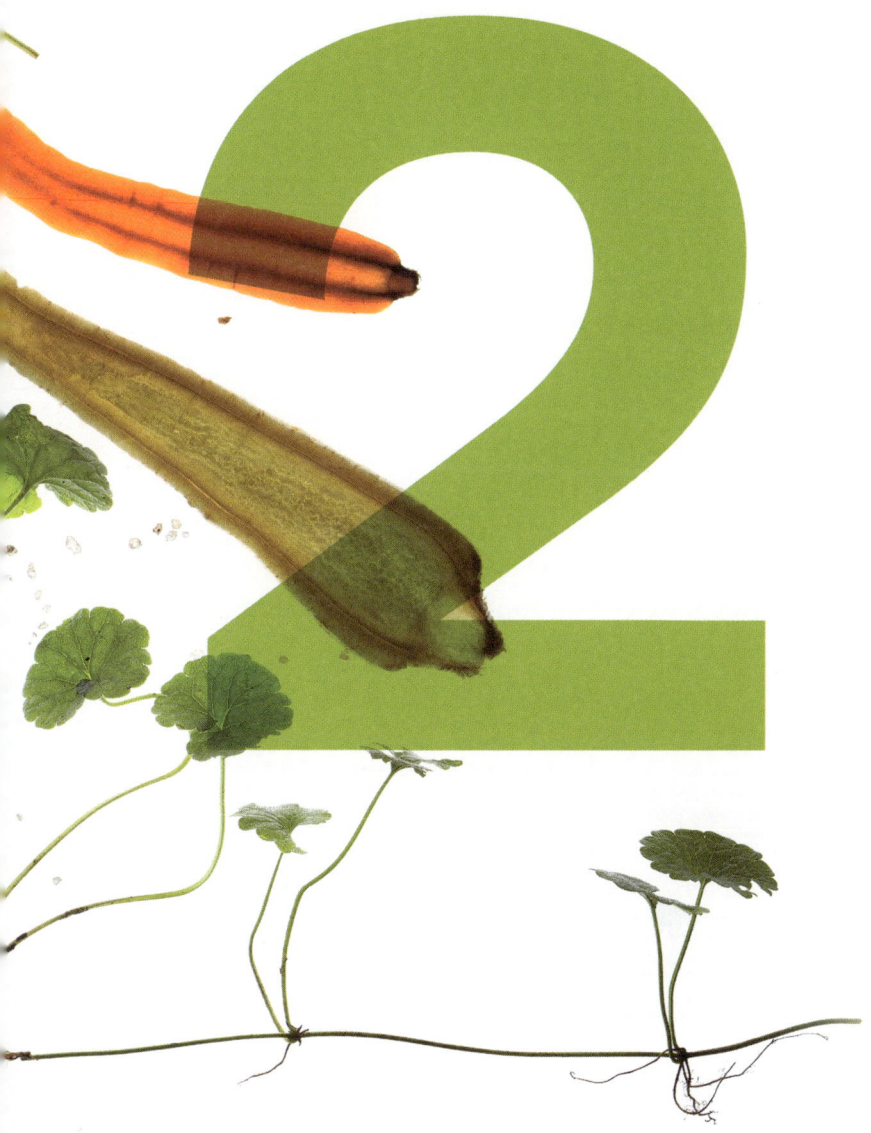

TAG ZWEI

2

Tag 2: Entlastungstag

Ein Glas Apfel- oder Karottensaft (250 ml, 1 : 1 mit Wasser verdünnt) trinken.

Zwei Gläser (je 250 ml) eines beliebigen Gemüse- oder Gärsaftes aus der Getränkeliste im Rezeptteil, 1 : 1 mit Wasser verdünnt. Je nach Bedarf.

Eine Schüssel klare Gemüsesuppe laut angeführten Rezepten. Um Zeit zu sparen, können Sie auch fertiges Gemüsesuppenpulver verwenden, welches Sie mit heißem Wasser aufgießen. Achten Sie dabei auf biologische Qualität und Abwesenheit von Glutamat!

Klare Gemüsesuppe
(4 Portionen)
<u>Zutaten und Zubereitung:</u> Ca. 400 g Gemüse (z. B. violette, gelbe, orange Karotten, Petersilienwurzel, Sellerie, Lauchgemüse, Fenchel, Zucchini) und eine halbe Zwiebel grob schneiden und in 3 EL Sonnenblumenöl leicht anschwitzen. Mit 1 Liter kaltem Wasser aufgießen und 10 Minuten zugedeckt köcheln lassen. Zum

Schluss eine Handvoll aus einer Mischung von Petersilie, Schnittlauch, Bärlauch, Giersch, Gundelrebe, Knoblauchrauke, Vogelmiere – am besten frisch – klein schneiden und 1 Minute mitdünsten. Dann die Suppe mithilfe eines Siebes vom Gemüse trennen.

Aufbewahrung: Das Gemüse wird mit 1 EL Naturbergsalz vermischt und fein püriert in Eiswürfelformen gefüllt, dann eingefroren. Diese Gemüsewürfel können Sie für die Suppen während der Fastentage und danach verwenden.

In die klare Suppe geben wir 1 TL Salz, 1 Messerspitze Bertrampulver, 1 Messerspitze Galgantpulver oder 1 TL TEH® Pinzgauer 9-Kräuterpulver. Diese Suppe können Sie über den Tag verteilt am besten warm genießen.

Oder Suppengewürzpaste auf Vorrat

Zutaten: 500 g Gemüse und Kräuter (z. B. violette, gelbe, orange Karotten, Petersilienwurzel, Sellerie, Lauchgemüse, Fenchel, Kohlrabi, Petersiliengrün, Schnittlauch, Liebstöckel). Keine Zwiebeln und Knoblauch dazugeben, denn Zwiebeln verkürzen die Haltbarkeit und Knoblauch übertönt den Geschmack. 50 g Steinsalz.

Zubereitung: Das Gemüse und die Kräuter mit einem starken Mixer verarbeiten und mit Salz konservieren.

Aufbewahrung: In Gläser abfüllen. Haltbarkeit: Bei kühler Lagerung bis zu 1 Jahr. Davon 3 EL mit 1 Liter heißem Wasser übergießen und warm über den Tag verteilt genießen. In einer Thermoskanne vorrätig halten oder alternativ dazu frisch zubereiten: 1 TL mit 250 ml heißem Wasser übergießen!

ZWISCHENMAHLZEIT

Zwei Gläser (je 250 ml) von einem beliebigen Saft aus der Getränkeliste, 1 : 1 mit Wasser verdünnt. Je nach Bedarf.

Eine Schüssel klare Gemüsesuppe laut angeführten Rezepten oder entsprechendem Pulver.

Körper, Seele und Sie

„Drei Pfade hat der Mensch in sich, in denen
sich sein Leben tätigt: die Seele, den Leib und die Sinne!"
(Hildegard von Bingen)

Während Sie entspannen, fängt Ihr Darm erst richtig an zu arbeiten! Zum Einleiten in die Entspannung empfehle ich Ihnen, Musik zu hören oder vielleicht sogar selbst zu musizieren, dazu zu tanzen oder zu singen. Musikhören steigert die Aktivität von Genen, die mit der Ausschüttung von Dopamin in Zusammenhang stehen. Glücksgefühle werden ausgelöst sowie Lern- und Gedächtnisleistungen verbessert.[11] Vielleicht lesen Sie aber auch lieber ein inspirierendes Buch. Dazu öffnen Sie die Fenster und lassen Sie die frische Luft durch die Räume ziehen. Danach auf der Couch oder in der Hängematte den Körper fallen lassen, die Augen schließen und die anderen Sinne arbeiten lassen. Tief und gedanklich bis in jede Zelle einatmen und erholen!

ÄUSSERLICHE ANWENDUNG

Die Tiefenentspannung können Sie auch während eines Bades zur Entgiftungsunterstützung ausüben. Ihre Haut wird es Ihnen danken, denn die Basen puffern die Säurelast ab.

Reinigungs- und Entspannungs-Körpermaske

Zutaten und Zubereitung: Mischen Sie in einem Glas 1 EL grüne Heilerde mit 1/2 TL Honig und 50 ml Rahm (Sahne), in dem Sie zuvor 2 Blätter Pfefferminze oder 1 TL Lavendel eingelegt haben. Dann den Körper damit einmassieren, etwas einwirken lassen und danach baden oder duschen. Das bringt Erfrischung und Durchblutung für die Haut!

Leber, Galle und Bauchspeicheldrüse

Katharina von Medici – die Gattin von König Heinrich II. von Frankreich – liebte Artischocken. Im 16. Jahrhundert brachte sie diese Frucht von Italien nach Frankreich. Die Artischocke galt von da an als standesgemäßes Gemüse des Adels. Man munkelte von einer libidofördernden Kraft der **Artischocke**; heute weiß man, dass ihre Inhaltsstoffe v. a. **die Leber schützen, den Cholesterinspiegel senken, Gallenproduktion und -fluss fördern und freie Radikale neutralisieren.** Der Verzehr von frischen Artischocken ist ein sagenhaftes Erlebnis! Der Aufwand der frischen Zubereitung lohnt sich, denn unter den zahlreichen Blättern verbirgt sich das zarte Herz mit besonderem Aroma! Dieser Artischockengenuss ist wie eine „Streicheleinheit" für die **Leber, eines der wichtigsten Organe für Biotransformation, Hormonregulierung, Blutgerinnung, Energiehaushalt und Entgiftung.**

Die Leber bildet mit der Gallenblase und der Bauchspeicheldrüse eine Einheit, die über den NERVUS VAGUS, das Hormonsystem und den Blutkreislauf reguliert wird. Mit ihren komplexen Aufgaben ist sie unerlässlich für unseren Körper. Der doppelte Blutkreislauf transportiert einerseits über die Leberarterie sauerstoffreiches Blut zur Organversorgung. Von der Pfortader strömt wiederum venöses Blut ein, in welchem Nährstoffe, Wirkstoffe (z. B. jene aus der Artischocke) und Stoffwechselprodukte zum Ab- und Umbau, zur Speicherung und zur Entgiftung herantransportiert werden. Die untere Hohlvene führt zum Herzen zurück. In den Leberzellen tummeln sich Enzyme, insbesondere vom Typ Cytochrom P 450, welche die biochemischen Prozesse KATALYSIEREN. Diese Enzyme beteiligen sich u. a. an der Verstoffwechselung (= Biotransformation) von Arzneistoffen. Manche dieser Arzneistoffe hemmen die Enzyme in ihrer Arbeit, andere dagegen erhöhen ihre Konzentration und verstärken damit ihre Wirksamkeit. Diese Wechselwirkungen können u. a. zu verminderten oder verstärkten Wirkungen von Arzneimitteln führen. Körpereigenes Cholesterin (in Form von HDL und LDL) wird in der Leber gebildet, wobei ein Teil für die Produktion von Hormonen und Gallensäuren benötigt wird. Des Weiteren speichert die Leber die fettlöslichen Vitamine A, D, E und K, sorgt dafür, dass verbrauchtes Eisen aus den Blutkörperchen im Körper bleibt, fängt Bilirubin (= Abbauprodukt des roten Blutfarbstoffes) ab und entsorgt es über die **Galle** in den Darm.

Bis zu einem Liter **Gallensaft** wird täglich in der Leber gebildet, in der Gallenblase zwischengespeichert und bei Bedarf von dieser in den Darm abgegeben. Aufgrund seines basischen pH-Wertes neutralisiert er den vom Magen kommenden sauren Speisebrei und hilft bei der Fettverdauung. Die Galle nimmt Cholesterin mit in den Darm, was zu dessen Regulation beiträgt. Das in **Haferkleie** enthaltene Beta-Glucan kann verstärkt Gallenflüssigkeit im Darm binden und bei regelmäßiger täglicher Einnahme von durchschnittlich 3,5 g Beta-Glucan[12] (entsprechen in etwa 50-100 g Hafer[13]) bzw. 40 g Haferkleie[14] den **Cholesterinspiegel senken.**

Kohlenhydrate baut die Leber in die Speicherform Glykogen um, gibt dieses ins Blut ab und speichert es für Notzeiten, z. B. während des Fastens. Der Körper muss klarerweise auch während dieser Zeit eine ausreichende Energieversorgung (ATP) für den Organismus sicherstellen, v. a. für Blutzellen, Nervengewebe, Herz und Nieren. Sind die Glykogenspeicher in Muskel und Leber erschöpft, werden Proteine und Fettreserven für die Energiegewinnung angezapft. Allerdings hat der Körper kaum „Proteinreserven", denn Proteine braucht der Körper primär nicht zur Energiegewinnung, sondern v. a. als Baustoff von Muskel- und Bindegewebe sowie Enzymen. Eine sehr gute pflanzliche Eiweißquelle ist das Lupinenmehl, welches Sie in den diversen Rezepturen der Fastenkur als wichtige Zutat vorfinden. Mit diesem wirken Sie einem Proteinverlust während des Fastens entgegen. Ketonkörper, die beim Abbau von Fettsäuren entstehen, liefern Energie und helfen, Proteine einzusparen.

Allgemein baut die Leber Nahrungsproteine in Albumin, Globulin und Gerinnungsfaktoren um. Harnstoff ist ein weiteres Produkt der Leber, wobei Stickstoff aus dem Eiweißabbau verwertet wird. Diesen baut die Leber in den wasserlöslichen Harnstoff ein, welcher dann über die Niere ausgeschieden wird.

Achtung: Da, wie oben erwähnt, beim Fasten mehr Protein abgebaut werden kann, kann auch mehr Harnsäure ausfallen, was einen Gichtanfall begünstigen kann.

Magensaft und Gallensaft bereiten den Nahrungsbrei zwar auf, indem sie Eiweiß denaturieren (Gerinnung, strukturelle Veränderung) und Fett emulgieren. Für die eigentliche Verdauung ist allerdings der Saft der **Bauchspeicheldrüse** mit seinen **eiweiß-, fett- und kohlenhydratspaltenden Enzymen** verantwortlich. Außerdem enthält er **stark basisches Bicarbonat**, welches den **Säure-Basen-Haushalt** reguliert. Kündigt sich ein Speisebrei aus dem Magen über Hormone und Stimulation des Nervensystems (Sehen, Geruch, Geschmack) an, wird die Produktion von Drüsensaft angeregt. Dieser wird in der Folge gemeinsam mit dem Gallensaft in den Dünndarm abgegeben und erst dort aktiviert, denn sonst würde der Saft die Bauchspeicheldrüse selbst verdauen.

Die Leber leidet, wenn sie belastet wird, etwa durch Infektionen mit Bakterien und Viren, Medikamenten, übermäßigen Alkoholkonsum, Umweltgifte und ein Zuviel an Fruktose, Nahrungsfetten und -eiweißen. Deshalb ist sie mit einem immensen Regenerationspotenzial ausgestattet. Eine Fettleber kann zu 100 % wieder ausheilen, wenn man dem Körper die auslösenden Gifte entzieht und ihr Zeit zur Heilung gibt. Eine Leberzirrhose schädigt die Leberzellen allerdings unwiederbringlich.

Beinahe unglaublich, was die Leber alles so leistet! Deshalb freut sie sich zwischenzeitlich auf kleine Pausen! **Entspannungsphasen (v. a. Schlaf) und „Entgiftungskuren"** schmeicheln der Leber. Während der Fastenkur betreuen Sie sie mit **Polyphenolen**, in der Funktion der Radikalfänger, mit dem **Aufbau einer gesunden Darmflora, mit einer basenreichen Diät**, mit **Betain aus der roten Rübe**, mit **Schafgarben-Leberwickeln**, mit **Bewegung** und **Ruhephasen. Löwenzahnblätter und -wurzeln, Mariendistelsamen, Schafgarbenkraut** und **Artischockenblätter** regenerieren die Leberzellen.

Den Gallenfluss unterstützen Sie mit sogenannten Cholagoga. Das sind pflanzliche **Gallemittel**, die die Gallenproduktion anregen und die Entleerung der Gallenblase fördern. Dafür eignen sich z. B.: **Artischocke (*Cynara cardunculus*), gelber Enzian (*Gentiana lutea*), Erdrauch (*Fumaria officinalis*), Galgant (*Alpinia officinarum*), Karminativa (*Anis, Fenchel, Kümmel*), Lavendel (*Lavandula angustifolia/ L. officinalis*), Löwenzahn (*Taraxacum officinale*), Mariendistel (*Silybum marianum*), Odermennig (*Agrimoniae eupatoria*), Pfefferminze (*Mentha × piperita*), Schafgarbe (*Achillea millefolium*), Wegwarte (*Cichorium intybus*) und Wermut (*Artemisia absinthium L.*).** Diese zeigen auch positive Effekte für die Funktionstüchtigkeit der Bauchspeicheldrüse. In Summe wird v. a. die Entgiftung unterstützt und die Nahrung wird besser verwertet.

„Wia die **Enzianwurz** is koani so stork!", sagt mein Opa. Goethe bezeichnete sie als „artiges und ruhmreiches Geschlecht", und mein Opa ehrt sie entsprechend ihrer grandiosen Wirkungen als „ein Gold der Alpen". Das darin enthaltene Amarogentin ist mit seinen Bitterwert von rund 58 Millionen eine der am bittersten schmeckenden Naturstoffe. Damit regt sie die Galleproduktion in der Leber an, fördert die Aktivität der Bauchspeicheldrüse, stärkt den Körper und das Immunsystem.

Ein Klassiker in den Frühlingssalaten ist der **Löwenzahn**. Im „Hortus Sanitas" – einem der ersten Kräuterverzeichnisse Europas – wurde er um 1485 erstmals erwähnt. Zwei seiner Wirkungen machen sich besonders beim Fasten beliebt: die harntreibende Wirkung aufgrund des Kaliumgehalts in Blättern und Wurzeln und die gallenflussfördernde Wirkung aufgrund der Bitterstoffe. Bereichern Sie damit Ihre Salate und Smoothies!

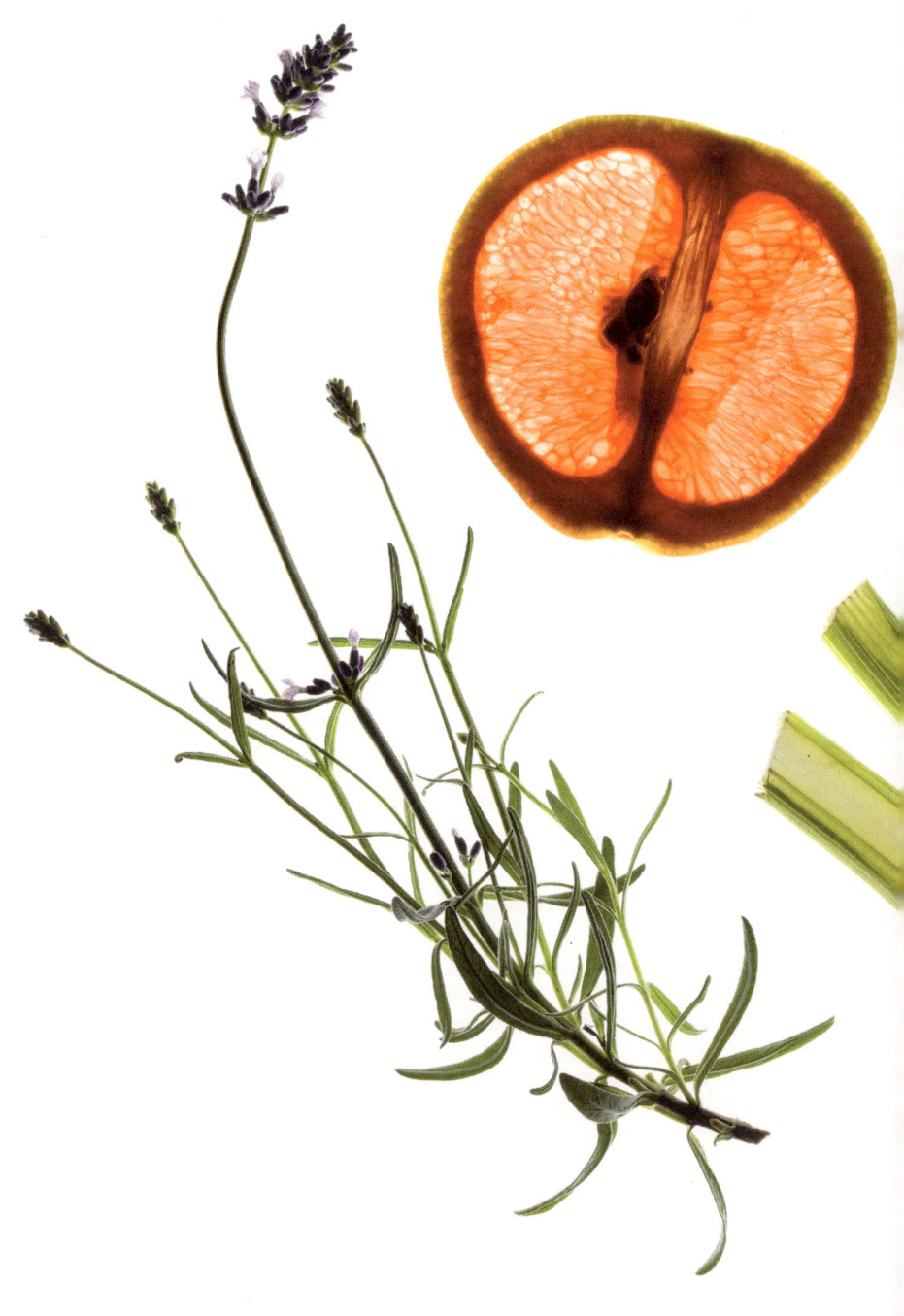

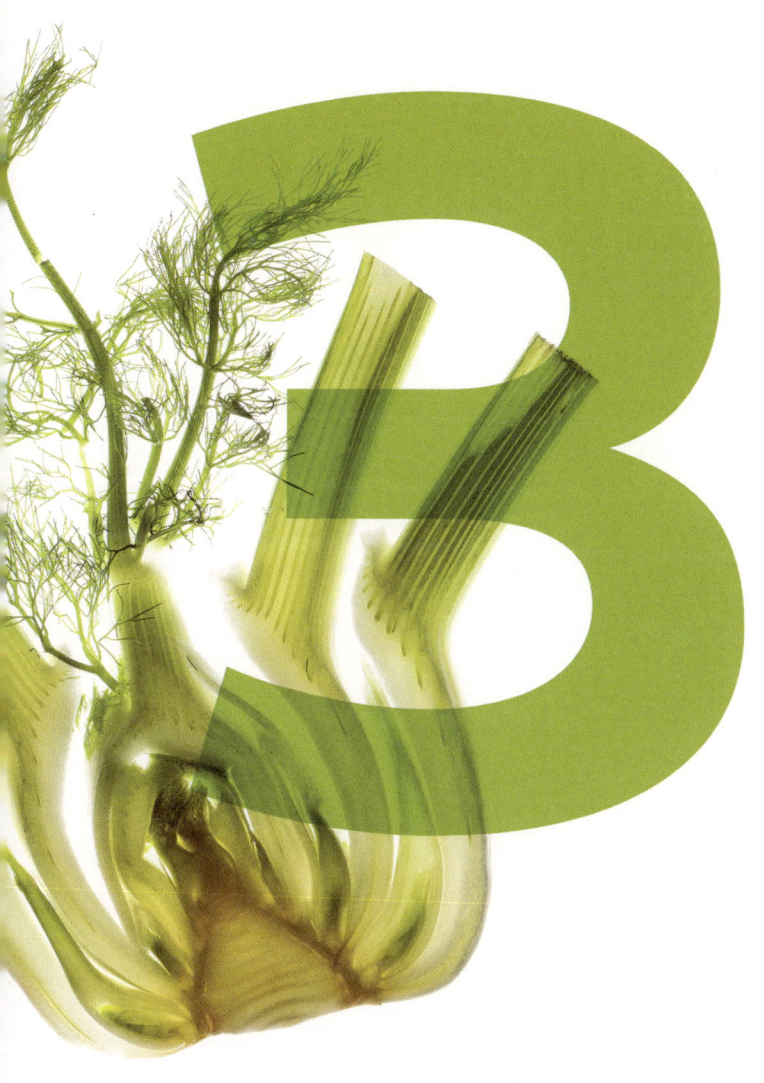

TAG DREI

Tag 3: Entlastungstag

Zwei Gläser (je 250 ml) von einem beliebigen Gemüse- oder Gärsaft aus der Getränkeliste im Rezeptteil, 1 : 1 mit Wasser verdünnt. Je nach Bedarf.

MITTAGS

Eine Schüssel klare Gemüsesuppe laut Anleitungen von Tag 2.

ZWISCHENMAHLZEIT

Zwei Gläser (je 250 ml) eines beliebigen Gemüse- oder Gärsaftes aus der Getränkeliste, 1 : 1 mit Wasser verdünnt. Je nach Bedarf.

ABENDS

Eine Schüssel klare Gemüsesuppe laut Anleitungen von Tag 2.

Körper, Seele und Sie

Tag 1 und 2 haben Sie schon geschafft! Der Beweis dafür, dass Sie es können! Falls Sie den Gedanken hegen, die Fastenkur frühzeitig abbrechen zu wollen, dann versuchen Sie es mit folgendem Trick: Trinken Sie ein zusätzliches Glas Wasser mit Zitronensaft, öffnen Sie das Fenster und atmen Sie dabei tief aus und ein. Ich lenke mich gerne mit einer Tätigkeit ab, die ich mir schon lange vorgenommen, aber immer wieder verschoben habe. Danach freue ich mich über die vollbrachte „Leistung", und alle vorherigen Gedanken gehören der Vergangenheit an! Dem 4. Tag steht nichts mehr im Weg! Gönnen Sie sich abends eine Massage, und wenn es nur die eigene Bauchmassage ist!

ÄUSSERLICHE ANWENDUNG

Öl zur Anregung der Verdauung – eine äußerliche Bauchmassage

Zutaten:

1 Tropfen Angelikawurzel (Angelica archangelica radix) (Basisnote)

4 Tropfen Grapefruit (Citrus paradisi) (Kopfnote)

3 Tropfen Fenchel süß (Foeniculum vulgare ssp. vulg. var. dulce) (Herznote)

3 Tropfen Lavendel (Lavandula angustifolia) (Herznote)

Zubereitung: Die ätherischen Öle in eine Braunglasflasche tropfen und das Glas durch Schwenken damit „beölen". Mit 50 ml Mandelöl auffüllen. Gut schütteln.

Aufbewahrung: Etikettieren. Kühl und dunkel lagern. Haltbarkeit: 6 Monate.

Anwendung: Zur Bauchmassage im Uhrzeigersinn (das entspricht der Richtung des Verdauungsbreis) mehrmals täglich oder als Ölkompresse.

Immunsystem und Lymphsystem

Der Frühling ist da und die Tage werden endlich wieder wärmer. Sie verleiten mich dazu, luftig bekleidet im Freien in der Sonne eine „Dosis Vitamin D zu tanken". Im Schatten allerdings kann es noch kühl sein. „Die beste Gelegenheit für eine Verkühlung", denke ich. Mein Mann neben mir niest bereits, und eine Virenwolke umgibt uns. Ich gehe zum Haus und öffne die Türe. Mit dem Griff auf die Türklinke tausche ich mit meiner Hand ein Paket aus Millionen von Bakterien aus. Das Taschentuch und die Jacke, die ich hole, fallen draußen auf den erdigen Boden. An ihnen bleiben die nächsten Mikroorganismen haften. Ich sehe sie nicht und trotzdem sind sie da. Eine gefährliche Welt? Unter Umständen, ja. Aber unsere wichtigste Abwehreinheit – das Immunsystem – ermöglicht dieses „gemeinsame" Leben. Es ist komplex und baut sich aus der Symbiose vieler Einzelorgane und Zellsysteme zusammen. Die für mich noch immer verständlichste Erklärung seiner Funktionen machte 1987 Albert Barillé in seiner französischen Zeichentrickserie „Es war einmal das Leben", welche ich jedem Interessierten ans Herz legen will.[15]

Eine Abhandlung zum Immunsystem würde selbst ein ganzes Buch füllen. Im Rahmen des Fastens richten wir unseren Blick auf die besondere Bedeutung des Zusammenspiels von Darm und Immunsystem. Der Darm übernimmt neben der Verdauung eine wichtige Funktion als Barriere gegen Krankheitserreger und Umweltschadstoffe. Hier wird in erster Linie entschieden, was in den sterilen Bereich vordringen darf und was wieder aus dem Körper muss. Aus diesem Grund ist dieses Organ mit einem engmaschigen immunologischen Netz geschützt, wobei hier um die 80 % aller Abwehrzellen angesiedelt sind. Die zahlreich vorhandenen Lymphfollikel nehmen eine essenzielle Rolle bei der

Infektabwehr und Weiterleitung immunologischer Informationen ein und werden unter dem Begriff „Peyer-Plaques" zusammengefasst. Darüber hinaus entwickelt sich über die Zusammenarbeit der bakteriellen Darmflora mit dem Immunsystem eine sogenannte „orale Toleranz": Der Körper erkennt nützliche Darmbakterien, und es wird keine Immunreaktion gegen sie ausgelöst. Die Bakterienflora ist damit ein Partner des Immunsystems und hilft mit, überschießende Immunreaktionen zu unterdrücken.

Sind die Schleimhautzellen des Darms geschädigt, wie es beim „Leaky-gut-Syndrom" vorkommt (aus dem Englischen „leaky" für „undicht" oder „durchlässig" und „gut" für „Darm"), ist die Beziehung mit der Darmflora im Ungleichgewicht und ist die Schleimhautbarriere in der Darmwand damit in ihrer Funktion aus unterschiedlichsten Ursachen wie Alter, DISTRESS, Erkrankung, Ernährung, Medikamenten, Umweltgiften u. a. eingeschränkt, können fettunlösliche Stoffe, unvollständig gespaltene Nahrungsbestandteile, Lebensmittelallergene, Mikroorganismen und andere Schadstoffe leichter ins Blutgefäßsystem wandern. Das kann die Leber überlasten und immunologische Reaktionen und Unverträglichkeitsreaktionen auslösen. Störungen in diesem Bereich spielen eine wesentliche Rolle bei der Entstehung von Allergien und entzündlichen Darmerkrankungen. Nicht zu vergessen die Beeinflussung der Serotoninproduktion, die zum Großteil im Darm stattfindet und bei Zellschädigung und gestörter Darmflora beeinträchtigt wird, mit dementsprechenden Folgen für unseren Gemütszustand.

Das Lymphsystem, als Teil des Immunsystems, reguliert den Flüssigkeitsaustausch im Gewebe und transportiert Immunzellen, die überall nach dem Rechten sehen. Aufgebaut wird es aus Lymphgefäßen, dazwischengeschalteten Lymphknoten und den lymphatischen Organen, wozu u. a. die Mandeln, die Milz und eben auch die Peyer-Plaques in der Dünndarmschleimhaut gehören. Die Lymphgefäße sind für die Blutgefäße, was Watson für Sherlock Holmes ist: Jedes Blutgefäß wird von einem Lymphgefäß begleitet und von ihm bewacht. Eine große Burg im Mittelalter wäre nichts nur mit ihrem König und ihrer Königin. Viele kleine Helferlein halten den Betrieb am Leben, so auch diese Wächter. Das System ist kein geschlossenes wie der Blutkreislauf. Die feinsten Kapillaren starten an den Gewebezellen und münden schließlich im venösen System. Zu einem besonders großen Gefäß laufen die Lymphgefäße als *Ductus thoracicus* im Dünndarm zusammen. Dort wird das verdaute Fett gesammelt und direkt zum Herz geliefert. Fette umgehen somit gleich zu Beginn das Kontrollorgan, die Leber, und werden erst nach der Passage durch unseren Lebensmotor im Körper verteilt. Demnach werden Sie mir sicher zustimmen, dass sich das Herz eher auf ein naturbelassenes, kalt gepresstes Olivenöl als auf gehärtetes Frittierfett freut.

Neben dieser wichtigen Fähigkeit der Resorption der Nahrungsfette ist das Lymphsystem für den Abtransport von Stoffwechselendprodukten, Schwermetallen, Viren und Bakterien zuständig. Die Reinigung der Lymphflüssigkeit wird in den dazwischengeschalteten Lymphknoten vollzogen. Dort warten bereits die Makrophagen (Fresszellen) zum Neutralisieren, Eliminieren und Recyceln und die Lymphozyten zum Immuntraining. Sind die Lymphknoten besonders gefordert oder sogar überlastet, z. B. während einer Infektion, dann kann es zu einem Rückstau und einer Schwellung kommen. Die betroffenen Lymphknoten können wir dann z. B. im Bereich der Achseln und am Hals ertasten.

Demnach verdient unser Immunsystem, einschließlich des Lymphsystems, während der Fastentage besondere Aufmerksamkeit. Ein starkes Abwehrsystem steht und fällt auch mit der Ernährung.

Es **profitiert** maßgeblich von den **Kneippgüssen, den Bitterstoffen, den Polyphenolen, den Scharfstoffen, dem Honig, den ätherischen Ölen sowie den Vitaminen, Mineralstoffen und Spurenelementen aus den Wildkräutern.** Einfache Methoden zur **effizienten Lymphaktivierung** sind schnell in den Alltag integriert: Nichts fördert den Lymphfluss mehr als **regelmäßige Bewegung.** Da die Wände der Lymphgefäße nicht mit Muskeln ausgestattet sind und gegen die Schwerkraft arbeiten müssen, sind sie auf die Bewegung der umliegenden Gewebe, Muskeln und Organe angewiesen. Dabei genügt oft schon schnelles **Spazierengehen** und **Treppensteigen.** Bewusste **tiefe Atemzüge** heben das Zwerchfell und dehnen die Lungen. Dieser Druck in den Bauchraum überträgt sich auch auf das Lymphgefäßsystem. Die tägliche Aufnahme von **ausreichend Flüssigkeit** verhindert ein Eindicken der Lymphflüssigkeit, sodass ein ausreichender Fluss aufrechterhalten werden kann. Diese Bildung dieser Flüssigkeit kann in Form von speziell zusammengesetzten Lymphtees angeregt werden. Diese enthalten etwa: **Ackerschachtelhalm (*Equiseti herba*) (s. Seite 41 – Rezeptteil Tee 3), Walnussblätter (*Juglandis folium*), Stiefmütterchenkraut (*Violae tricoloris herba*) und Ringelblumenblüten (*Calendulae flos*).** Die regelmäßige Einnahme von Tabletten mit standardisierten Flavonoid-Extrakten aus der Rosskastanie über mindestens 3 Monate stabilisiert die Gefäßwände und vermindert die Ödembildung. Unter der Dusche ist die regelmäßige Anwendung von **Bürstenmassagen** und **Kneippgüssen** zu empfehlen, die das Bindegewebe lockern und die Durchblutung anregen.

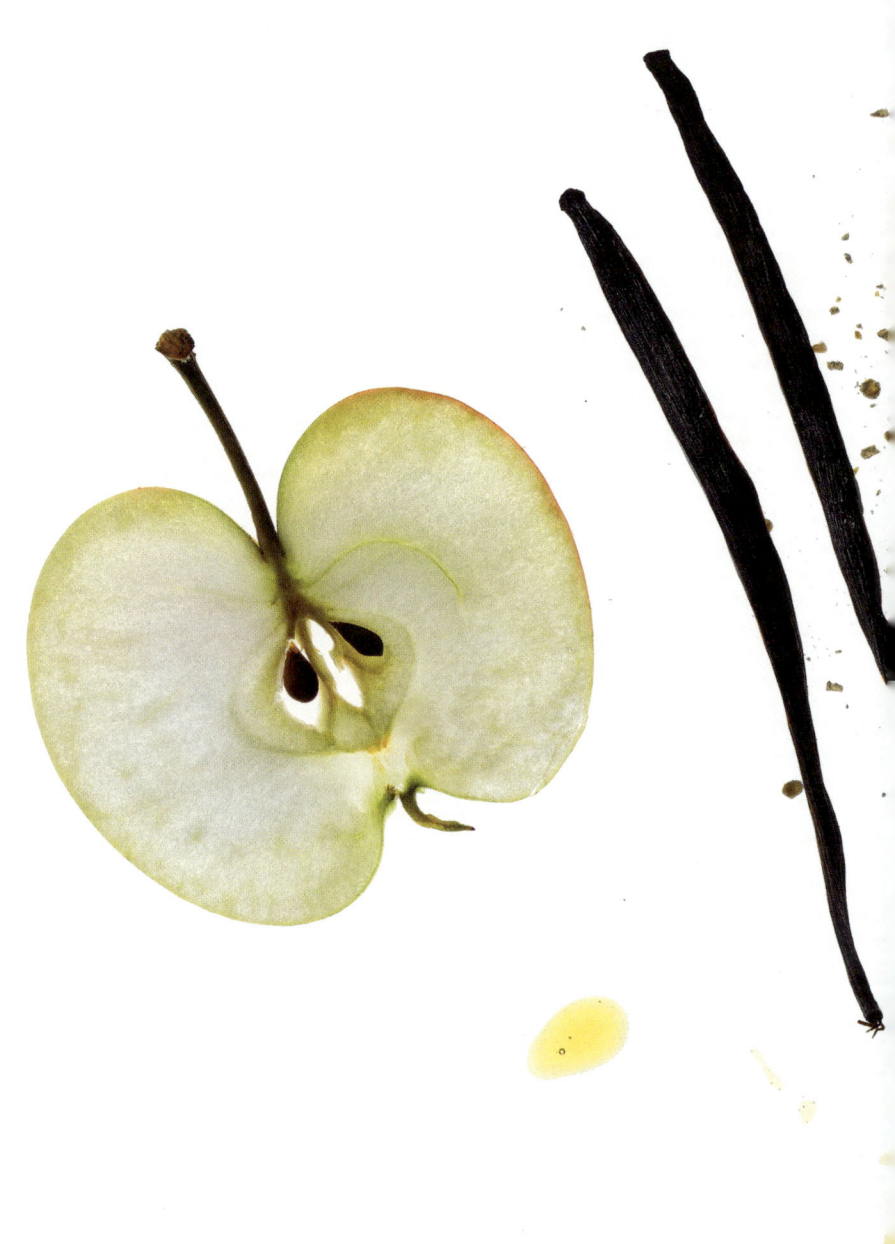

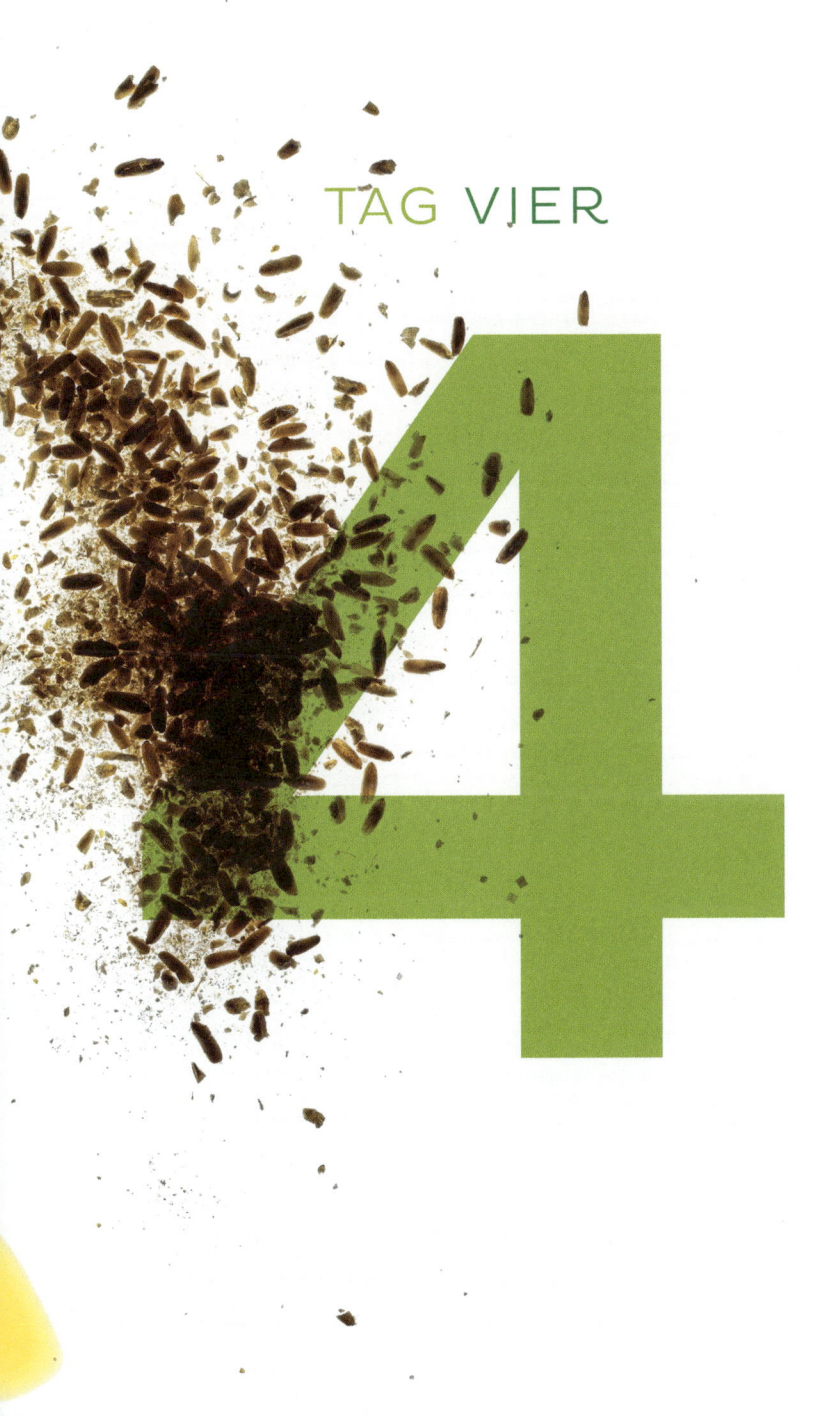

TAG VIER

4

Tag 4: Aufbautag

„Fastenbrechen" (= Fasten beenden) am Vormittag zwischen 9 und 10 Uhr: Einen Apfel gut und lange kauen und erst dann schlucken, wenn der Bissen nahezu flüssig geworden ist. Alternativ dazu können Sie den Apfel auch in geriebener Form genießen. Falls Sie keinen Apfel vertragen, können Sie zwei gedünstete Kartoffeln oder anderes Lieblingsgemüse gedünstet essen.

MITTAGS

Haferschrot-Suppe mit Apfel-Honig-Vanille

Zutaten:

3 EL Haferschrot oder Dinkelschrot
1 EL Erdmandelmehl
1 TL Lupinenmehl
1 Prise Steinsalz
1 geriebener Apfel
1 TL Honig
Geriebene Zitronenschale von 1/2 Zitrone
Je 1 Messerspitze Galgant und Vanilleschotenpulver
nach Geschmack

Zubereitung: Den Haferschrot, das Erdmandelmehl, das Lupinenmehl und die Prise Steinsalz in so viel kaltem Wasser in einem Topf ansetzen, bis alles gut bedeckt ist. Kurz aufkochen, zudecken und 10 Minuten bei geringer Temperatur ziehen lassen. Den Apfel und die Zitronenschale hineinreiben, mit dem Honig, dem Galgant und dem Vanilleschotenpulver abschmecken.

Brennnessel-Kartoffelsuppe

Zutaten:

100 g Kartoffeln

1 Schalotte

1 EL Sonnenblumenöl

1 TL Suppengewürzpaste

300 ml Wasser

Etwa 25 g frische, junge Brennnesselblätter

Steinsalz aus der Mühle

1 Essiggurke

1 EL Buchweizen

Cayennepfeffer, Muskatnuss

Zubereitung: Die Kartoffeln schälen und zerkleinern. Die Schalotten fein hacken und im Topf im heißen Öl glasig anschwitzen. Die Kartoffelstücke dazugeben und mit dem Wasser und der Suppengewürzpaste gar kochen. Die Brennnesselblätter blanchieren, zum Schluss in die Suppe geben und pürieren. Nicht mehr aufkochen. Falls noch nötig, etwas Wasser dazugeben. Mit den Gewürzen abschmecken. Die Essiggurke in kleine Würfel schneiden und gemeinsam mit den gerösteten Buchweizenkörnern die Suppe damit garnieren.

Gerösteter Buchweizen –
eine einfache, nahrhafte Knabberei

Buchweizen im Ganzen in etwas Öl oder Butter in der Pfanne für 5 Minuten anbraten. Abkühlen lassen. Schmeckt sehr gut im Müsli, in Suppen oder auf Salaten und Frischkäse.

Körper, Seele und Sie

Mein Körper fühlt sich heute leicht und ausgeruht an. Ich möchte tausend Dinge gleichzeitig erledigen. Der vierte Tag wäre geschafft! Am Ende der Woche werden Sie sich fragen, wo die Zeit hingekommen ist, so schnell wird die Kur vorüber sein. *Sonniges, gelassenes Gemüt! Du bist mein!* Lassen Sie am Abend Ihre Gedanken frei kreisen und seien Sie kreativ! Alle Ihre Gedanken sind schöpferisch! Denken Sie daran, dass Ihre innere Einstellung zum Leben Ihre Ausstrahlung ins Leben mitgestaltet!

ÄUSSERLICHE ANWENDUNGEN

Bürstenmassagen fördern den Lymphfluss und damit die Reinigungsvorgänge. Dafür verwenden Sie Massagebürsten aus Naturmaterialien wie z. B. Sisal (Fasern aus Blättern der Agaven). Sie beginnen die Massage mit Streichbewegungen von der Fußsohle über die Unterschenkel, Oberschenkel und Po. Der Bauch wird kreisförmig im Uhrzeigersinn gebürstet, danach der Rücken kreuz und quer. Dann von den Handflächen über Unterarm und Oberarm massierend Richtung Herz. Abschließen können Sie mit einer leichten Massage im Nacken.

Psyche

„Erst als ich die Seele des Menschen mit einbezog,
kam ich zum Erfolg."
(Sebastian Kneipp)

Als Folge der täglichen Reizüberflutung fällt es mir immer schwerer, Wichtiges von Unwichtigem zu unterscheiden, und ich verlerne, mich auf das Wesentliche zu konzentrieren. Eine Welt ohne Werbung, Nachrichten, Internet und Unterhaltungsprogramm gibt es nun nur mehr in besonderer Abgeschiedenheit. Wir orientieren uns am neuesten Stand, der schnelllebig ist und morgen schon wieder anders sein kann. Das Gefühl, etwas zu versäumen, hetzt uns. Dazugehören und Erfolgreichsein erfordern Multitasking im Beruf und der Familie. Eifer und Ehrgeiz, viele Projekte gleichzeitig anzugehen und keines wirklich zu beenden – da die Zeit fehlt –, können aber auch unglücklich machen.

Aufmerksamkeit ist ein Gut, das immer knapper wird. John A. Wheeler meinte bereits: „Der Grund, warum Zeit existiert, ist, dass nicht alles auf einmal geschieht!" Dem Tag mehr als 24 Stunden zu geben oder die Zeit zu überholen, ist ausgeschlossen, und entspricht auch nicht unserem Biorhythmus. Geduldig einen bewussten Schritt nach dem anderen zu gehen, ist dennoch die Herausforderung unserer Zeit. In unserer beinahe gnadenlosen Leistungsgesellschaft lässt man den eigenen Bedürfnissen und den Dingen, die uns Kraft und Freude bringen, allerdings oft wenig Platz. Wann haben Sie den letzten Tag bewusst ohne Handy und Internet verbracht? Oft braucht es ein ausbleibendes Netz dazu, um uns in die wohltuende „Empfangslosigkeit" zu katapultieren. An der Intelligenz des Smartphones zu rütteln, beschert einem kritische Blicke, „erleichtert" dieses doch unser Leben so maßgeblich. In vielen Bereichen ist das auch so.

Die ständige Erreichbarkeit jedoch in Kombination mit einer übermäßigen Dauernutzung macht uns nicht frei, sondern führt sogar zu einer schleichenden, unbewussten Zusatzbelastung. Das stresst und frustriert im Unterbewusstsein, nagt an unserem Wohlgefühl, erschöpft und kann krank machen. Denn unser Gehirn und unser Darm reagieren bei Stress immer gemeinsam:

Das Gehirn zapft dabei die Energie vom Darm an. Dieser fährt in der Folge hinunter auf Sparflamme. Es wird weniger verdaut, weniger durchblutet und weniger Schleim produziert. In chronischen Stressphasen wirkt sich das auf die Darmgesundheit aus. **Ein entspanntes Nervensystem kann als übergeordnetes „Entgiftungsorgan" betrachtet werden, indem es Regenerationsprozesse einleitet.**

In diesem Zusammenhang wirkt sich das Fasten positiv auf das vegetative Nervensystem aus. Die Balance zwischen Sympathikus und Parasympathikus-Tonus hat eine ausgleichende Wirkung auf unser Gemüt. **Wenn Anspannungs- und Entspannungsphasen sich harmonisch abwechseln, kann der wiedergewonnene Rhythmus spürbare Wirkungen hinterlassen: Die Blutdruckwerte sinken, Nacken- oder Gelenkschmerzen lassen nach, die Muskeln haben einen angenehmen Tonus, der Schlaf ist erholsam, die Konzentration untertags erhöht und der Darm fühlt sich pudelwohl. Keine Zeichen von Blähungen und Schmerzen.** Mit Erreichen dieses Körperzustandes stellt sich ein Wohlgefühl ein, das unsere Gedanken frei fließen lässt und den positivsten Gedanken Wurzeln gibt. Das richtige Maß an Spannung und Entspannung bereichert unser Leben. Diese Balance zu halten, ist gleichzeitig unsere Herausforderung. Der Körper profitiert von der Ruhe nach der Arbeit in gleichen Maßen wie von der Arbeit nach der Ruhe!

Wer für seine Aufgaben „brennt", kann viel erreichen, aber dabei – v. a. ohne Erholungsphasen – auch „ausbrennen". Nach den Kneipp'schen Prinzipien gehört zu einer guten Gesundheit u. a. die Lebensordnung. Das meint, dass man u. a. dem natürlichen Tagesrhythmus folgt. Dieses Leitprinzip sollen Sie mit in die Kur und den Alltag nehmen, denn es schafft Ausgleich und Ruhe!

Das Gefühl sagt Ihnen, dass es etwas gibt, worauf Sie sich verlassen können. Etwas Wiederkehrendes und nicht Spontanes, sondern Geplantes und Essenzielles! Wichtige Elemente des täglichen Lebens wie soziale Strukturen, Bewegung, Schlaf- und Erholungsphasen sollen nie außer Acht gelassen werden. Was sind *Ihre* Rhythmusräuber, und welche Rhythmusgeber könnten Sie in Ihren Alltag einbauen? Welche sozialen Beziehungen und Elemente sind Ihre Ressourcen für Rückhalt und Wohlgefühl?

Eine Vielzahl an psychosomatisch bedingten funktionellen Magen-Darm-Krankheiten profitieren von der Ordnungstherapie, und ein gutes soziales Netzwerk ist der unumstrittene „Königsweg" zu einem erfüllten, glücklichen Leben. Psychoneuroimmunologische Wechselwirkungen, das sind die Beziehungen von Psyche, Nervensystem und Immunsystem, verbessern dadurch die Lebensqualität. Die seelischen Abwehrkräfte stärken Sie unter anderem, indem Sie Tugenden und persönliche Stärken pflegen. Sobald sich negative Gedanken in unserem Denkmuster wiederholen, trainieren wir dem Gehirn dieses Muster an. Gleiches gilt aber auch für positive Gedanken! Negative und positive Gedanken kosten gleich viel Energie. Die Ergebnisse unterscheiden sich aber maßgeblich voneinander! Wenn Sie also ein Problem haben oder eigene Unzufriedenheit spüren, versuchen Sie sich folgende Zauberfrage zu stellen: „Wie hätte ich es denn gerne? Was sind meine Sehnsüchte?" Die Antworten darauf erleichtern Ihnen die Planung zum Erreichen dieses Zustandes, lenken Ihren Blick in die Zukunft und können zu einer sofortigen Entspannung beitragen.

Körpereigene Reparaturmechanismen, die den ganzen Tag über unbemerkt ablaufen und sich unserem Bewusstsein entziehen, haben uns im Laufe der Evolution resistent gegenüber vielerlei äußeren Faktoren gemacht und unser Überleben gesichert. Kleinere Helferlein unserer evolutionären Entwicklung, die sich unserer Sehkraft entziehen, kommen mitunter aus der Welt der Mikroorganismen. Die kontinuierlichen Forschungsarbeiten zu den Zusammenhängen zwischen der darmeigenen MIKROBIOTA und dem Gehirn haben in den letzten Jahren zu einem Paradigmenwechsel der Neurowissenschaften geführt. Hatten Wissenschaftler diese neuen Erkenntnisse anfangs noch eher mit Skepsis abgetan, so erkennen sie nun die profunde Rolle, die eine intakte Darmflora bei der neurochemischen Beeinflussung von Gehirn und Psyche spielt.[16] Die bis dato publizierten Studien sind zwar experimentell, zeigen dennoch eindrucksvoll, wie sich im Tierversuch Gefühlslagen und Stimmungen durch Veränderung der Zusammensetzung der Darmflora ändern. Ohland und Kollegen zeigten 2013, dass die Gabe von *Lactobacillus helveticus ROO52* Angstgefühle bei Mäusen verminderte und die Gedächtnisleistungen verbesserte.[17] Eine weitere Forschergruppe, geleitet von Bravo, berichtete 2011, dass, ebenfalls bei Mäusen, die Gabe von *Lactobacillus rhamnosus JB-1* Kulturen zur geringeren Ausschüttung von Stresshormonen führte und eine bessere Gedächtnis- und Lernleistung bewirkte. Die Durchtrennung des NERVUS VAGUS hob die Unterschiede eindrucksvollerweise wieder auf![18] Gruselig, wenn wir bedenken, dass uns eine Herde von 100 Billionen Mikroorganismen besiedelt und uns „dirigiert". Gleichzeitig ist es jedoch fast naiv zu glauben, dass diese in unserem Körper nur Funktionen bei der Verdauung übernehmen. Forscher erhoffen sich, durch Folgestudien zum Thema MIKROBIOTA ihre bisherigen Vermutungen besser belegen zu können, um daraus neue Therapiemöglichkeiten zu entwickeln, welche die Medizin revolutionieren könnten.

Botenstoffe für unsere gute Laune sind die NEUROTRANSMITTER Serotonin, Dopamin und Noradrenalin. Diese düsen im „Datenverkehr" zwischen Nerven- und Gehirnzellen hin und her, regulieren u. a. Schlaf, Konzentration, Freude, Glücksgefühle u. v. m. SEROTONIN in physiologischer Konzentration lässt in uns gute Laune, Konzentration und Optimismus aufkommen. Außerdem macht es satt! Dopamin fördert unsere Aufmerksamkeit und geistige Klarheit. Noradrenalin reguliert u. a. Appetit und Motivation. Die Produktion dieses Pakets an Botenstoffen können wir mit entsprechender Ernährung anregen, aber auch hemmen. Dazu drei Beispiele:

Dinkel sorgt für gute Laune. Er gilt als eine sehr gute Quelle für die Aminosäure Tryptophan, die für die Bildung unseres „Wohlfühlhormons" SEROTONIN zuständig ist. Sein Gehalt liegt in etwa auf gleicher Höhe mit jenen **Top-Tryptophanlieferanten wie Hafer, Ei, Lachs und Walnüssen**.

Bleibt bei einer Fruktoseintoleranz zu viel Fruktose im Dünndarm zurück, schnappt diese sich das Tryptophan und reduziert dadurch seine Aufnahme in den Blutkreislauf. Das kann in der Folge zu depressiven Verstimmungen beitragen. Eine Fruktoseintoleranz kann auch Botenstoffe, wie etwa Leptin für den Eintritt des Sättigungsgefühls, unterdrücken.

Die Vielseitigkeit **Roter Rüben (= Rote Bete)** habe ich im letzten Jahr für mich entdeckt. Der süße Geschmack macht sie auch beliebt bei unser eineinhalbjährigen Tochter. Rohe oder gegarte rote Rüben bereichern unseren Speiseplan nun regelmäßig mit wertvoller Folsäure und Betain, auch bekannt als Trimethylglycin. Es **senkt den Homocysteinspiegel**, was sich **positiv auf Herz-Kreislauf-Erkrankungen auswirken kann**, und unterstützt die **Produktion von SEROTONIN**. Des Weiteren **regeneriert es Leberzellen und kräftigt die Gallenblase**!

Die **Rosenwurz** (*Rhodiola rosea*), verwandt mit der Hauswurz, gilt aufgrund ihres vielfältigen Einsatzes als „Goldene Wurzel". Ihre Wirkstoffe **senken die Ausschüttung von Stresshormonen und fördern die Energiebereitstellung in den Zellen.** Die jungen Blätter der Rosenwurz können als **rohes, fermentiertes oder gekochtes Wildgemüse und Salat als Stärkungsmittel** verwendet werden. Die getrocknete Wurzel kann für einen Tee abgekocht werden, oder man verwendet ein wenig pulverisierte Wurzel z. B. als Zugabe zu Salaten, Nudeln oder Smoothies. Für eine potentere Wirkung gibt es in Apotheken Präparate mit eingestelltem Rosenwurzextrakt und genauer Dosierung.

„Nur eine gesunde Seele kann in einem
gesunden Körper ihre Arbeit verrichten!"
(Hildegard von Bingen)

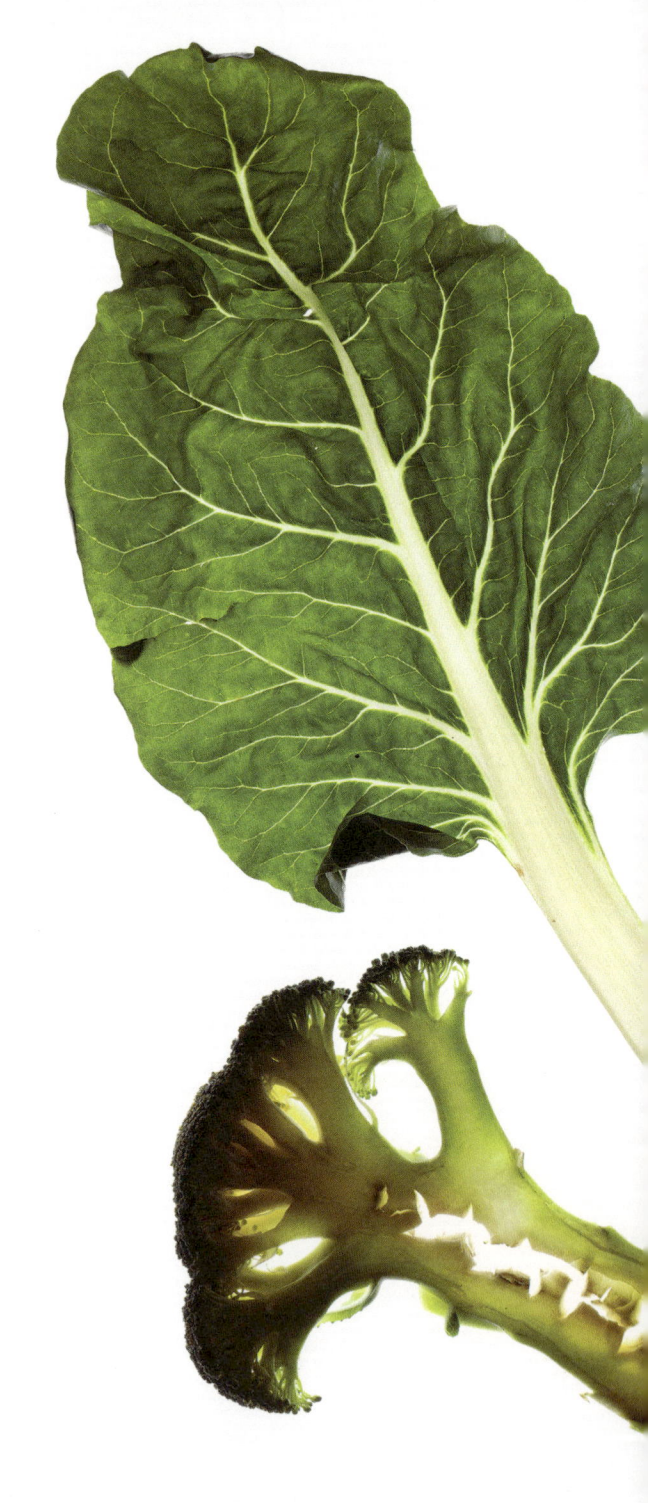

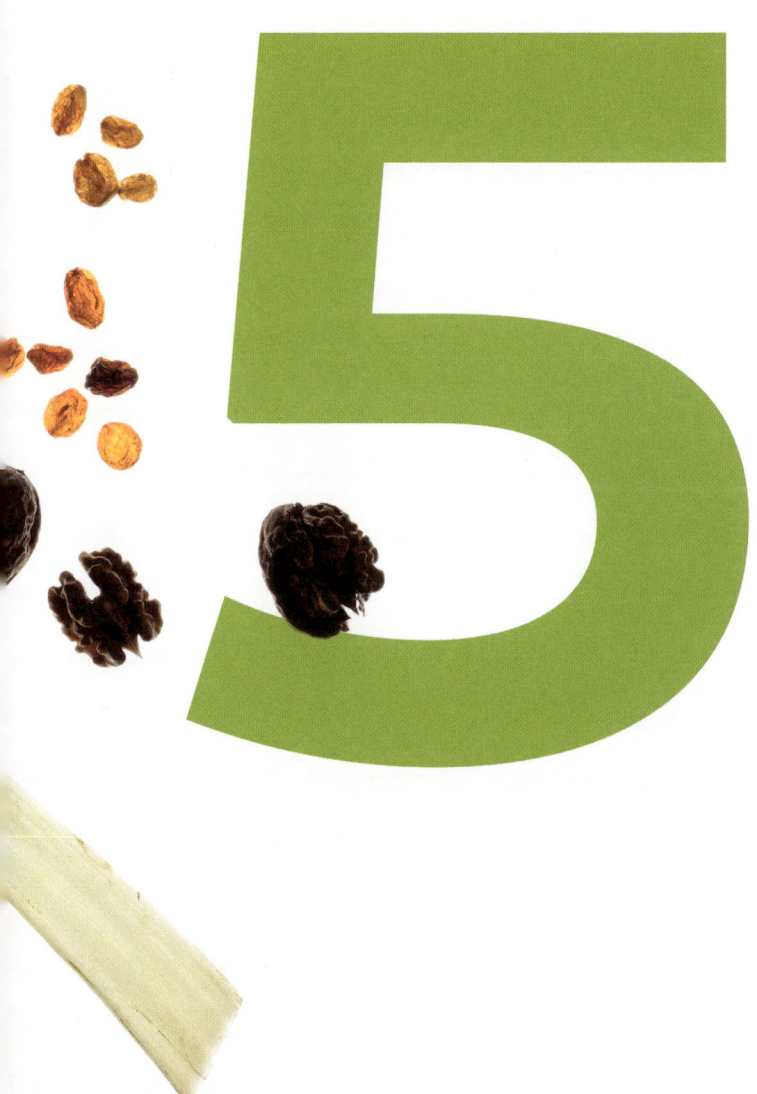

TAG FÜNF

5

Tag 5: Aufbautag

Hirsebrei

Geben Sie 60–70 ml Wasser und 2 EL Hirseflocken in einen Topf und erwärmen das Ganze unter Rühren bei leichter Hitze. Dann die eingeweichten Dörrpflaumen klein schneiden, mit 2 EL Apfelmus, 2 EL Birnenmus, Vanilleschotenpulver, Blütenpulver und ein paar Tropfen Olivenöl, Leinöl oder Walnussöl unter die weichen Hirseflocken mischen. Den Brei löffelweise genießen und den Einweichsaft schluckweise dazu trinken.

Ein bis zwei Gläser (je 250 ml) von einem beliebigen Gemüse- oder Gärsaft aus der Getränkeliste im Rezeptteil, 1 : 1 mit Wasser verdünnt. Je nach Bedarf.

Als Alternative können Sie auch einen Apfel oder eine Birne essen oder einen **Wildkräuter-Smoothie** als Zwischenmahlzeit trinken.

Wildkräuter-Smoothie – Kunststück „Aufmerksamkeit"

Zutaten:

1 Birne oder 1 Apfel

1/2 Salatgurke

Insgesamt 15 g frische Blätter von Löwenzahn, Brennnessel, Zitronenmelisse und Ehrenpreis

1 TL Olivenöl

1 Schuss Zitronensaft

1 TL Honig

1 TL Blütenpulver

1 TL Lupinenmehl

1 TL Leinöl

Zubereitung: Alle Zutaten mit 300 ml frischem Wasser aufgießen und mit einem starken Mixer fein pürieren.

Nach Belieben kann der Smoothie noch mit 1/2 TL Braunhirse und 1/2 TL Erdmandeln verfeinert werden.

MITTAGS

Mangold-Brokkoli-Gemüse mit Walnüssen und Rosinen

Zutaten:

5 Blätter Mangold

10 Brokkoliröschen

2 EL Olivenöl

Steinsalz und Pfeffer aus der Mühle

10 g Walnüsse

10 g Rosinen

1 Schuss Zitronensaft

Zubereitung: Stängel von den Mangoldblättern abschneiden und beides separat in dünne Streifen schneiden. Das Öl in einer Pfanne erhitzen und zuerst die Stängel und die Brokkoliröschen darin anschwitzen und mit einem Schuss Wasser zugedeckt bissfest nachdünsten. Dann die Blätter hinzufügen und kurz unter Rühren zusammenfallen lassen. Salzen, pfeffern, Walnüsse und Rosinen dazugeben. Mit einem Schuss Zitronensaft abschmecken.

Zwei bis drei Gläser (je 250 ml, 1 : 1 mit Wasser verdünnt) von einem beliebigen Saft aus der Getränkeliste. Je nach Bedarf.

Hirse-Birnen-Mix mit gedörrten Feigen
Zutaten:
1/2 Tasse Hirsekorn
1/4 Tasse Wasser
1/4 Tasse Haferdrink
4 EL Birnenmus
3 Dörrfeigen
1 TL Lupinenmehl
1 Schuss Zitronensaft
1 TL Honig (optional)
2 Melissenblätter
Prise Steinsalz aus der Mühle,
Vanilleschotenpulver, Prise Zimt

Zubereitung: Hirse und die klein geschnittenen Feigen mit Wasser, Haferdrink, Vanille, Zimt und Salz in einem Topf aufkochen und bei geringer Hitze und geschlossenem Deckel 15 Minuten ziehen lassen. Dann das Birnenmus, das Lupinenmehl, den Zitronensaft, den Honig und die klein gehackte Melisse untermischen. Mit einem warmen Tee genießen.

Körper, Seele und Sie

„Was ohne Ruhepausen geschieht, ist nicht von Dauer."
(Ovid)

Schlaf ist die effizienteste Maßnahme zur Regeneration und Energierückgewinnung! Mit ausreichendem Schlaf wird der Alterungsprozess verlangsamt durch:

- Reparaturen am Erbgut der DNA
- Bildung neuer Abwehrzellen und Antikörper im Immunsystem
- Reinigung der Organe von Endprodukten aus dem Zellstoffwechsel
- Regeneration von Zellen
- Verarbeitung und Speicherung von neuen Gedächtnisinhalten

ÄUSSERLICHE ANWENDUNGEN

Während des Fastens friert man leichter. Um Wärme zuzuführen und die Leber anzukurbeln, probieren Sie doch bei Gelegenheit abends (zwischen 16 und 19 Uhr) einen Leberwickel aus. Über die Haut wird ein warmer Reiz gesetzt. Diesem Impuls folgen Reflexleitungen der Wirbelsäule zur Leber. Durch die gesteigerte Durchblutung wird der Stoffwechsel angekurbelt und die Selbstheilungskräfte werden angeregt. Die Schafgarbe entfaltet krampflösende, blähungsmildernde und stärkende Wirkungen.

Leberwickel mit Schafgarbe

Zutaten und Zubereitung: 2 TL Schafgarbenkraut mit 500 ml kochendem Wasser übergießen und zugedeckt 7 Minuten ziehen lassen. Dann in eine Kanne abseihen.

Für den Wickel werden vier Tücher zur zirkulären Einhüllung verwendet: 1. Substanztuch (Mullwindel), 2. Trockentuch (Frotteetuch), 3. Innentuch (Leinen oder Baumwolle), 4. Außentuch (Wolle, Flanell, Seide). Das Substanztuch in Größe der Leber falten, mit Tee tränken und auswringen. Auf den Rücken legen und das Substanztuch unter dem rechten Rippenbogen auflegen. Das Trockentuch darauflegen und mit Innen- und Außentuch faltenfrei einwickeln.

<u>Einwirkzeit:</u> 20 Minuten, dann entfernen. 30 Minuten nachwirken lassen. Für eine Tiefenwirkung und eine Kreislaufstabilisierung sich hinlegen und entspannen.

Achtung: Nicht verwenden bei Bauchschmerzen unklarer Ursache, Fieber, Unverträglichkeit von Schafgarbe (Korbblüter!), Hautverletzungen.

Säure-Basen-Haushalt – die Grundlagen

Mein Chef schüttelt jedes Jahr aufs Neue den Kopf, wenn im Frühjahr die Apothekenmitarbeiterinnen ihre Basenpulver-Kuren machen. „Wir sind übersäuert! Wir brauchen Basenpulver!" Er meint, und da liegt er natürlich goldrichtig, wenn sie im medizinischen Sinne übersäuert sind und unter einer Azidose leiden, seien sie schlichtweg intensivstationspflichtig. Der septische Schock, der dabei auftritt, ist lebensgefährlich! Der normale Blut-pH-Wert in den Arterien liegt zwischen 7,35 und 7,45. Die Azidose, also Übersäuerung, ist definiert als eine Absenkung des Blut-pH-Wertes unter 7,35. Diese tritt z. B. bei einem akuten Nierenversagen oder einem schlecht eingestellten Diabetes, im

Rahmen einer sogenannten KETOAZIDOSE mit stark erhöhten Blutzuckerwerten und KETONKÖRPERN in Blut und Urin, auf. Diese Form der Azidose ist streng zu unterscheiden von einer latenten, d. h. im Hintergrund ablaufenden, Übersäuerung des Gewebes, die nicht akut lebensgefährlich ist. Wenngleich die wissenschaftlichen Beweise dafür noch fehlen, steht letztere im Verdacht, die Entstehung von chronischen Erkrankungen, darunter u. a. Gicht, Rheuma, Fibromyalgie, Migräne, chronische Schmerzen, Osteoporose, Gallen-, Blasen- und Nierensteine und Arteriosklerose, zu begünstigen. Die Erfahrungen zeigen hier, dass basische Kost und Basenpulver diese Krankheitsbilder entscheidend verbessern können.

Der Säure-Basen-Haushalt beschreibt im weitesten Sinne jene Mechanismen, mit denen der Körper seinen pH-Wert regelt, damit auf zellulärer Ebene alle Stoffwechselprozesse reibungslos ablaufen können. Die verschiedenen Körperregionen weisen beim gesunden Menschen, je nach physiologischer Notwendigkeit, unterschiedliche pH-Werte auf. Für eine normale Funktion herrschen im Blut, in der Lymphe, im Bindegewebe, in der Gallenflüssigkeit und im Dünndarm basische Bedingungen. Ein saurer pH-Wert ist wiederum für die Haut, den Mund, den Magen, den Dickdarm und die Vagina vorgesehen. Sie alle profitieren von der Säure, da diese z. B. die Verdauung des Nahrungsbreis ermöglicht und das Wachstum PATHOGENER Keime verhindert. Eine Übersäuerung des Blutes gibt es im normalen und gesunden Stoffwechsel jedoch nicht! Bei pH-Schwankungen neutralisiert der Körper die positiv geladenen, sauren Wasserstoffionen (H^+-Ionen) mit Substanzen, die man Pufferbasen nennt. Dazu gehören Bicarbonat, Hämoglobin, Eiweiße und Phosphat. Es entsteht die schwach saure Kohlensäure, die wiederum in Wasser und Kohlendioxid zerfällt. Kohlendioxid wird von der Lunge ausgeatmet.

Transporter, Pumpen und Kanäle schleusen Mineralstoffe und Spurenelemente durch Zellmembranen und helfen ebenfalls bei der Aufrechterhaltung eines pH-Gleichgewichts. Mitbeteiligt an der Regulation sind des Weiteren die Nieren, welche neben der Säureausscheidung auch Bicarbonat wieder zurückgewinnen. Sie können Säuren eliminieren, die über die Atmung nicht ausgeschieden werden können. Außerdem eliminieren die Haut mit dem Schweiß und der Darm mit dem Stuhl eine gewisse Menge an sauren H^+-Ionen. Das Bicarbonat wird in der Magenschleimhaut während der Verdauung gleichzeitig mit der Salzsäure gebildet. Ein Teil dieses Bicarbonats wandert in die Bauchspeicheldrüse, von wo aus es zur Neutralisierung des sauren Nahrungsbreis in den Dünndarm abgegeben wird. Der andere Teil puffert die anfallenden Säuren aus dem Stoffwechsel ab.

Für die Regulierung dieser Puffersysteme spielt die Ernährung eine wichtige Rolle. Lebensmittel weisen eine individuelle Zusammensetzung an Säuren, Basen, basenbildenden Salzen organischer Säuren wie Calcium-, Kalium- und Magnesiumcitrat und Spurenelementen wie Zink auf. Je nach Art der Nahrungsaufnahme und Bewegung fallen einmal mehr Basen, dann wieder mehr Säuren an. Ein gesundes Säure-Basen-Verhältnis der Ernährung soll bei einem Säureanteil von 20–30 % und einem Basenanteil von 70–80 % liegen. Deshalb wird generell für die Gesunderhaltung der Zellfunktionen eine basenüberschüssige Ernährung empfohlen. Wird die Balance gestört, kann eine Säuremenge anfallen, die über das normale Maß hinausgeht. Daraufhin muss der Körper mehr Bicarbonat als normal zur Verfügung stellen. Dadurch verbraucht er u. a. wichtige Mineralstoffe aus Zähnen, Knochen und Bindegewebe. Oder er lagert den Überschuss an Säuren in Fettzellen ein, was Übergewicht und Bindegewebsschwäche begünstigen kann. Neben der Ernährung wirken

Alkohol, Rauchen, Stress, Überanstrengung, diverse Medikamente und auch das Fasten säurebildend. Beim Fasten werden bei Kohlenhydratmangel als Nebenprodukt der Fettverbrennung sogenannte KETONKÖRPER gebildet, die wiederum mehr Bicarbonat verbrauchen. Das ist aber v. a. beim Fasten über mehrere Wochen relevant und spielt bei dieser 7-Tage-Kur eine untergeordnete Rolle.

Hinweis: Den eigenen Säure-Basen-Status kann man durch die Messung der Nettosäureausscheidung im 24-Stunden-Harn oder über die Pufferkapazität des Blutes bestimmen. Diese Auswertungen werden nur von darauf spezialisierten Labors durchgeführt. Die pH-Wert-Messung des Urins ist dafür nicht aussagekräftig, da die Säuren hauptsächlich in gebundener Form ausgeschieden werden.

Der Körperstoffwechsel profitiert auch während des Fastens von basenbildender Kost und Basenpulver. Sind die Säuren neutralisiert, werden sie über die Lunge, die Nieren und die Haut ausgeschieden. Deshalb regen wir u. a. diese Organe mit **Bewegung, Kneippanwendungen, Bürstenmassagen, Basenbädern und harntreibenden Kräutern wie z. B. Brennnessel, Wacholder, Löwenzahn, Goldrute und Wegwarte** während der Fastenzeit an. Über diese AKTIVIERUNG freut sich auch das Bindegewebe. Dieses füllt, schützt und umhüllt Zwischenräume zwischen Organen, Geweben und Zellen. In seiner Vermittlerrolle zwischen Blut und Organen transportiert es gelöste Stoffe aus dem Blut oder den umliegenden Geweben ab. Je nach Bedarf filtert, vermittelt und puffert es und schützt damit die anderen Organe vor einer Überschwemmung mit ausscheidungspflichtigen Stoffen.

Es speichert diese so lange, bis Niere, Lunge, Haut, Lymphe und Darm wieder für einen Austransport bereit sind. Wird das Bindegewebe mit Stoffwechselendprodukten überlastet, z. B. weil die Reinigung hinterherhinkt, werden wichtige andere Funktionen des Bindegewebes eingeschränkt. Ziel der Fastenkur ist demnach die Belebung des Stoffwechseltransports und die Normalisierung der Bindegewebsfunktionen. Damit sagen wir auch „Ade" zur Orangenhaut!

Für ein besseres Verständnis der Wirkung und Entstehung von Säuren und Basen machen wir einen kurzen Ausflug in die Chemie. Säuren sind chemische Verbindungen, welche positiv geladene Wasserstoffionen (H^+-Ionen) abgeben und damit sauer wirken. Übrig bleibt der sogenannte Säurerest bzw. die korrespondierende Base, die negativ geladen ist und einen basischen Charakter aufweist. Eine Säure besteht also aus einem sauren und einem basischen Anteil. Basen sind demnach chemische Verbindungen, welche Wasserstoffionen aufnehmen können. Treffen Säure und Basen also aufeinander, neutralisieren die Basen die Säuren, indem sie die Wasserstoffionen aufnehmen. Je mehr Wasserstoffionen eine Säure abgeben kann, umso saurer ist sie. Bei den Säure-Basen-Reaktionen im Körper betrachten wir das saure Wasserstoffion (H^+) und das basische Bicarbonat-Ion (HCO_3^-). Mit der pH-Wert-Messung auf einer Skala von 1–14 kann man ermitteln, welche Substanz sauer oder basisch reagiert. Ein pH-Wert von 7 ist neutral, unter 7 zeigt die Lösung einen sauren und über 7 einen basischen Charakter an. Ein Puffer setzt sich aus einer Mischung aus schwachen Säuren und Basen zusammen, die sowohl saure als auch basische Stoffwechselprodukte binden und somit schädliche pH-Schwankungen ausgleichen kann. Der wichtigste Blutpuffer ist das Kohlensäure-Bicarbonat-System, welches pH-Schwankungen im Blut sofort abfängt.

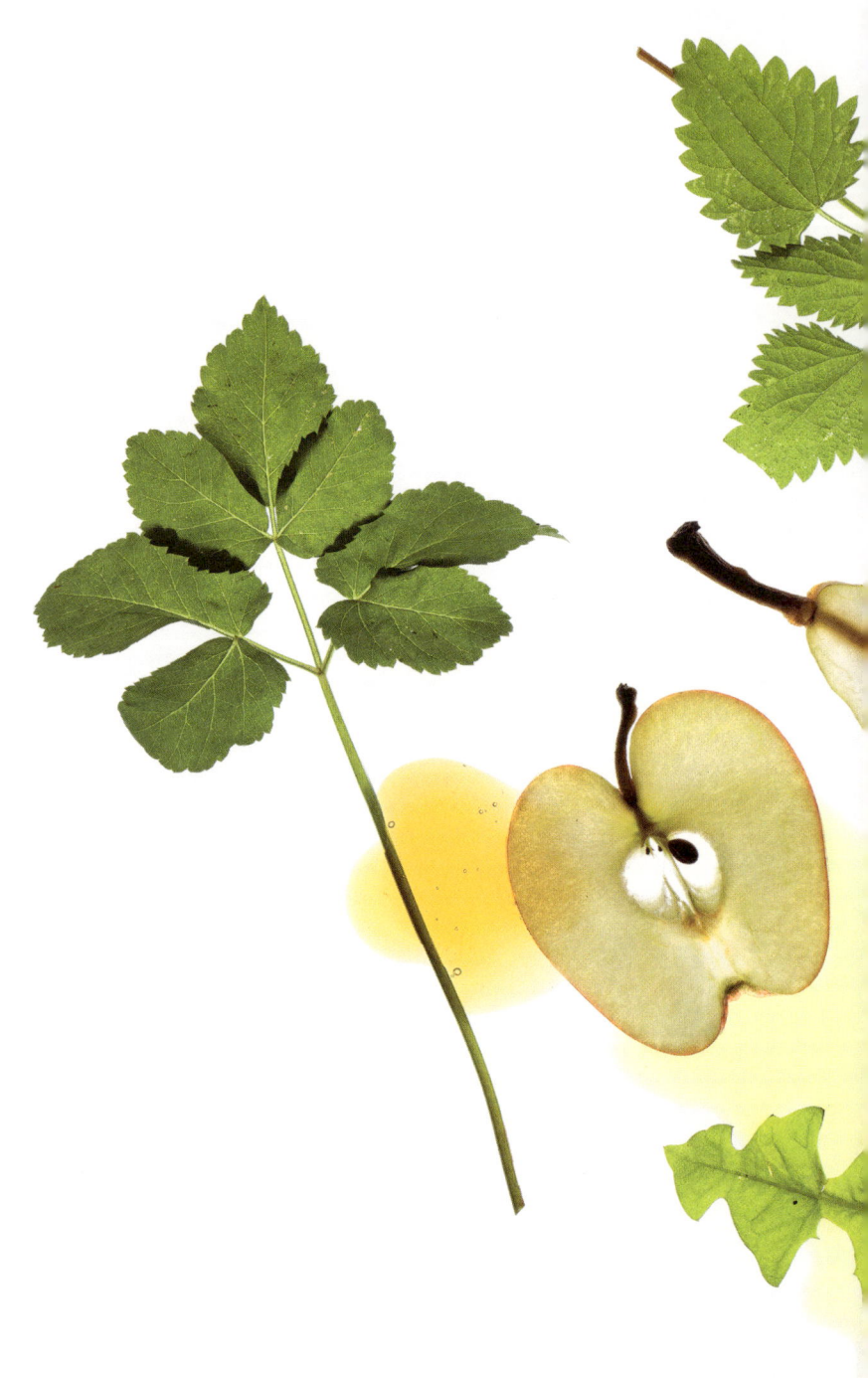

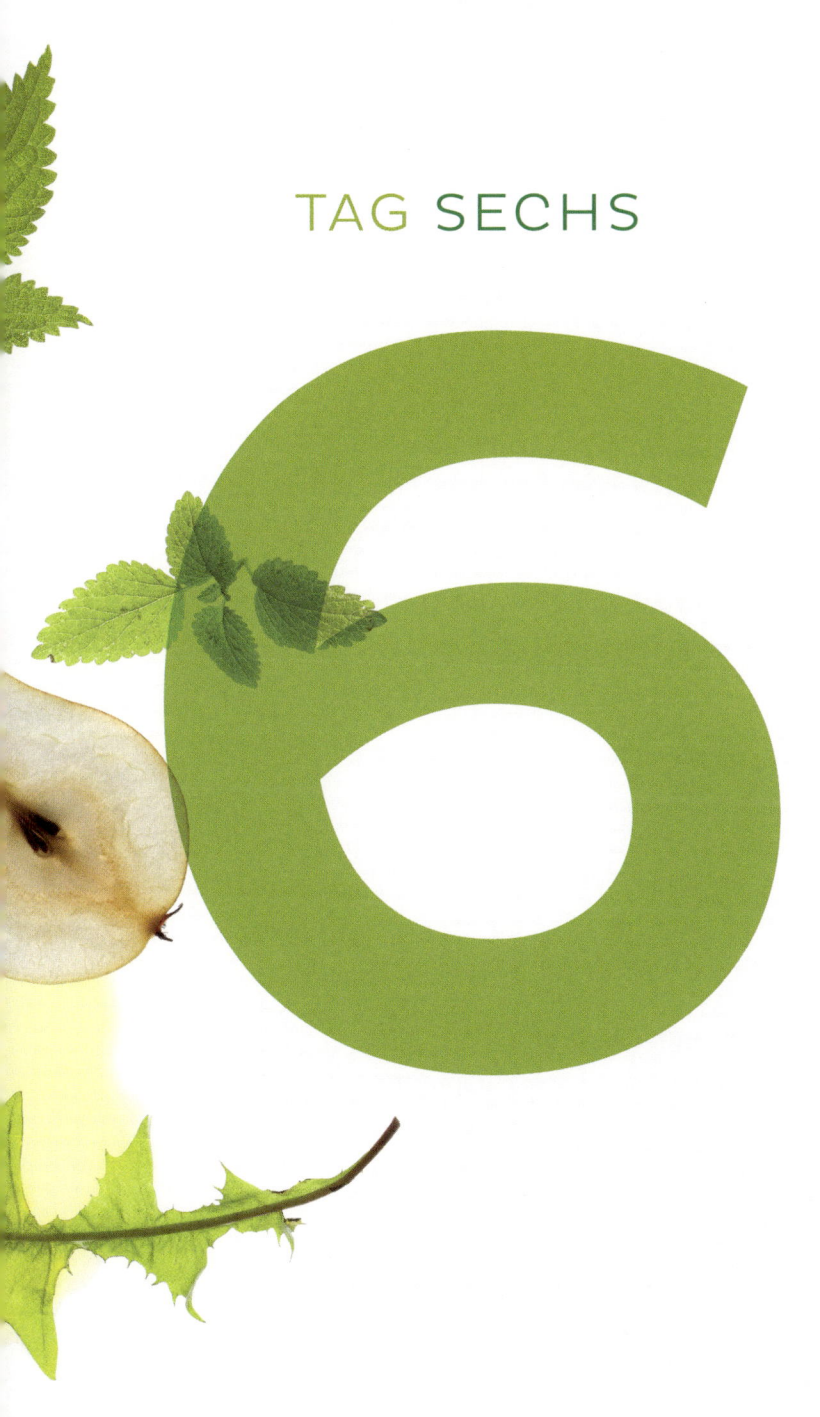

TAG SECHS

6

Tag 6: Aufbautag

Hirsebrei

<u>Zutaten und Zubereitung:</u> Die eingeweichten Dörrpflaumen klein schneiden, mit 2 EL Hirseflocken, 1 TL Erdmandeln, 1 Prise Salz, 50 ml Einweichsaft und 30 ml Haferdrink in einem Topf warm werden lassen und ca. 15 Minuten ziehen lassen. Mit Vanilleschotenpulver, Blütenpulver, Lupinenmehl und ein paar Tropfen Olivenöl, Leinöl oder Walnussöl verfeinern.

Eine Handvoll Trockenobst und -gemüse, gedörrt oder gefriergetrocknet: z. B. Erdbeeren, Birnen, Äpfel, Marillen, Aronia, Kohlrabi, Karotten, Feigen, Zucchini. Als Alternative können Sie auch einen Apfel oder eine Birne essen oder einen Wildkräuter-Smoothie als Zwischenmahlzeit trinken.

Wildkräuter-Smoothie – Und der Tag gehört Dir!
<u>Zutaten:</u>
1 Apfel
1 Birne
Insgesamt 15 g frische Blätter von Löwenzahn, Brennnessel, Zitronenmelisse und Giersch
1 TL Leinöl oder Hanföl oder 1 EL Mandelmus
1 Messerspitze Rosenwurzpulver

Zubereitung: Alle Zutaten mit 300 ml frischem Wasser aufgießen und mit einem starken Mixer fein pürieren. Nach Belieben kann der Smoothie noch mit etwas Zitronen- oder Limettensaft, 1 TL Honig, 1/2 TL Braunhirse und 1/2 TL Erdmandeln verfeinert werden.

MITTAGS

Vogerlsalat mit Gänseblümchen, Giersch und Gundelrebe

Zutaten:
30 g Vogerlsalat (Feldsalat)
2 gekochte, geschälte, mittelgroße Kartoffeln
1 Karotte
1 Apfel
30 g frische, junge Gierschtriebe
20 g Gundelrebe
1 Handvoll Gänseblümchen
1 TL Buchweizen in Öl angeröstet

Dressing:
1 TL Dijon-Senf
1 EL Zitronensaft
1 EL geriebener Kren (Meerrettich)
2 EL Olivenöl oder Kürbiskernöl
1 TL TEH® Pinzgauer 9-Kräuterpulver
Steinsalz aus der Mühle

Zubereitung: Vogerlsalat waschen. Die Karotte reiben, den Apfel würfelig schneiden, Gierschblätter und Gundelrebe in sehr dünne Streifen schneiden und mit dem Vogerlsalat in einer Schüssel vermischen. Das Dressing mischen und den Salat damit marinieren. Abschmecken mit Steinsalz aus der Mühle. Die lauwarmen Kartoffeln in Scheiben schneiden, auf einen Teller legen und den Salat darauf anrichten. Mit Gänseblümchen und Buchweizen garnieren.

> **Tipp:** Besonders knackig wird der Wildkräutersalat, wenn man ihn in einer Salatschleuder entwässert.

ZWISCHENMAHLZEIT

Eine Handvoll gekochte Maroni genießen. Sie sind sehr reichhaltig an B-Vitaminen und Mineralstoffen. Außerdem wirken sie basenbildend und unterstützen damit die körpereigenen Puffersysteme. Ein Glas (250 ml, 1 : 1 mit Wasser verdünnt) von einem beliebigen Saft aus der Getränkeliste. Je nach Bedarf.

ABENDS

Topinambur-Creme-Suppe
Zutaten:
100 g Topinambur
1 kleine Kartoffel
1 kleine Zwiebel
1 EL Sonnenblumenöl
1 EL Suppengewürzpaste
1 Handvoll Knoblauchrauke (wenn verfügbar)
400 ml Wasser
30 ml Haferdrink oder Hafer Cuisine
1 getrocknete Feige
2 getrocknete Datteln
1/2 TL Mohn
Steinsalz und Pfeffer aus der Mühle
Essbare Blüten zum Garnieren: Borretsch,
Kapuzinerkresse, Gänseblümchen
Alternative: Blütenpulver, getrocknet

<u>Zubereitung:</u> Topinambur und die Kartoffel schälen und grob zerkleinern. Die Zwiebel fein hacken und mit dem heißen Öl im Topf glasig dünsten. Das Gemüse hinzufügen und unter Rühren mitdünsten. Dann mit dem Wasser aufgießen und die Suppengewürzpaste unterrühren. Zudecken und etwa 20 Minuten köcheln lassen. Die Knoblauchrauke dazugeben und alles pürieren. Salzen und pfeffern. Mit Haferdrink oder Hafer Cuisine binden und je nach Konsistenz noch etwas Wasser ergänzen. Die Feige und Datteln in Streifen schneiden und gemeinsam mit dem Mohn und den Blüten die Suppe damit garnieren.

Körper, Seele und Sie

Im Alltag gibt es wohl immer wieder Situationen, in denen wir „Nein" sagen wollen, jedoch versucht sind, „Ja" zu sagen. Unterschiedlichste Gründe lassen uns „Ja" sagen, obwohl wir „Nein" meinen: Wir wollen einen möglichen Konflikt vermeiden, den anderen nicht enttäuschen („Was mag er wohl von mir denken?"), scheuen die möglichen Konsequenzen, wie z. B. beim nächsten Mal nicht mehr gefragt zu werden usw. Eigene Bedürfnisse und Grenzen werden damit mit der Zeit unschärfer und man hat das Gefühl „man wird gelebt". Die Fähigkeit, ehrlich und bestimmt „Nein" sagen zu können, ist der Schlüssel zum Umgang mit der eigenen Zeit. Dabei hilft es z. B., das „Nein" zu begründen, Alternativen anzubieten („Heute nicht, aber nächsten Freitag?"), ein hypothetisches „Nein" anzubieten (Was passiert, wenn ich jetzt „Nein" sagen würde?) oder einfach um eine kurze Nachdenkpause für eine Entscheidung zu bitten.

Sie haben zu etwas „Nein" gesagt und Zeit „gewonnen" für eine sanfte Reinigung mit Lindenblätter-Lomentum[20].

Lindenblätter-Lomentum

<u>Zutaten und Zubereitung:</u> 1 Handvoll junge, getrocknete Lindenblätter im Mixer pulverisieren und das Pulver fein sieben. Das Pulver mit 1 TL Heilerde, 1 TL Honig und 2 EL Buttermilch verrühren und in die Haut (Gesicht und auch Ganzkörper) einmassieren. 5 Minuten einwirken lassen. Dann abduschen.

Säure-Basen-Haushalt – Ausbalancieren, aber richtig!

Jeder Mensch verwertet Säuren und Basen unterschiedlich, und damit hat ein jeder von uns seinen individuellen Säure-Basen-Haushalt. Deshalb ist es – wie in der Ernährung generell – nicht ratsam, sich rein an Listen, Tabellen und Vorschriften zu orientieren. In der Literatur findet man unterschiedliche Quellen, in welcher die Autoren auf ihre Art und Weise versuchen, die Lebensmittel in säure- oder basenüberschüssig einzuteilen. Die oftmals zitierten PRAL-Werte („Potential Renal Acid Load") nach Remer und Manz gelten für mich als überholt, denn sie betrachten nur einen Aspekt, nämlich das Verhältnis von säurebildenden und basenbildenden Stoffen zueinander, beziehen aber den Anteil an *tatsächlich vorhandenen* Säuren und Basen (wie z. B. die Kaffeesäure oder Zitronensäure) und die chemischen Reaktionen im Magen-Darm-Trakt nicht in ihre Berechnungen mit ein. Sie erlauben sich damit ausschließlich Aussagen über die Aufnahme ausscheidungspflichtiger Säuren über die Nieren und geben die potenzielle Säurebelastung der Niere in Milliäquivalent auf 100 g Lebensmittel an. Die scheinbar exakten Zahlenwerte der Tabelle können jedoch nur eine Annäherung an den tatsächlichen relevanten Säure-Basen-Gehalt der einzelnen Lebensmittel sein, denn Nährwertangaben und Resorptionsraten im Körper sind individuell unterschiedlich, und auch direkt vorhandene Nahrungssäuren müssen neutralisiert werden. Meiner Meinung nach sollten bei der Einstufung eines „gesunden" Lebensmittels nicht ausschließlich der Säure-Basen-Gehalt, sondern vielmehr die gesamte biologische Wertigkeit, der Geschmack und das Aussehen im Vordergrund stehen. Abgesehen von der knackigen, roten Schale und dem saftigen Fruchtfleisch besteht ein Apfel nun einmal nicht nur aus Säuren und Basen, sondern auch aus anderen wichtigen sekundären Pflanzenstoffen (wie z. B. Antioxidanzien), Vitaminen und Spurenelementen, die wesentlich zu einer abwechslungsreichen Ernährung beitragen.

In gleicher Weise liefern die als „sauer" eingestuften Lebensmittel wie Fleisch, Fisch, Hülsenfrüchte und Getreide wertvolles Eiweiß und essenzielle Fettsäuren für den physiologischen Baustoffwechsel. Zusammengefasst ist es sinnvoller, sich an der empfohlenen Ernährungspyramide (ausreichend Flüssigkeitszufuhr, viel Gemüse, Pilze, aber weniger Obst, Getreideprodukte, in Maßen Fleisch-, Fisch-, Milchprodukte und Eier sowie kaum Süßigkeiten, fette und salzige Zwischenmahlzeiten) als nach Säure-Basen-Tabellen zu orientieren. Das oberste Gebot ist die Verwendung einer bunten Mischung von qualitativ hochwertigen, biologischen Lebensmitteln in frischem und v. a. naturbelassenem Zustand! Die in Fertigprodukten vorkommenden Zusatzstoffe wie z. B. Säuerungsmittel, Geschmacksverstärker, Konservierungsmittel, Farbstoffe, künstliche Aromen etc., aber auch hoch verarbeitetes, texturiertes Sojaprotein als Ersatz für Faschiertes und glutenhaltige Produkte sind jene, die eine zu hohe Säurelast aufweisen.

Falls Sie eine Nahrungsmittelunverträglichkeit bei sich vermuten, ist das Führen eines persönlichen Ernährungstagebuches ein gutes Hilfsmittel, um zu beobachten, welche Dinge Ihnen nicht guttun und welche Sie darum besser weglassen. Des Weiteren können vermutete Intoleranzen vom Arzt diagnostiziert oder ausgeschlossen werden. Beobachten Sie Unverträglichkeiten auch während der Fastenkur und konzentrieren Sie sich auf jene Nahrungsmittel, die Ihnen auch intuitiv guttun.

In den Fastenrezepten finden Sie diverse Zutaten, die vielleicht nicht so geläufig sind, meines Erachtens aber wichtige Elemente für eine basenliefernde und -bildende Ernährung sind. Dazu gehören neben den besonders basischen **Feigen** das **Lupinenmehl** als hervorragende pflanzliche Eiweißquelle, mineralstoffreiche **Erdmandeln** mit nussigem Aroma, knackiger **Buchweizen** mit vielen essenziellen Aminosäuren und gekochte **Maroni** zur Steigerung der geistigen Vitalität.

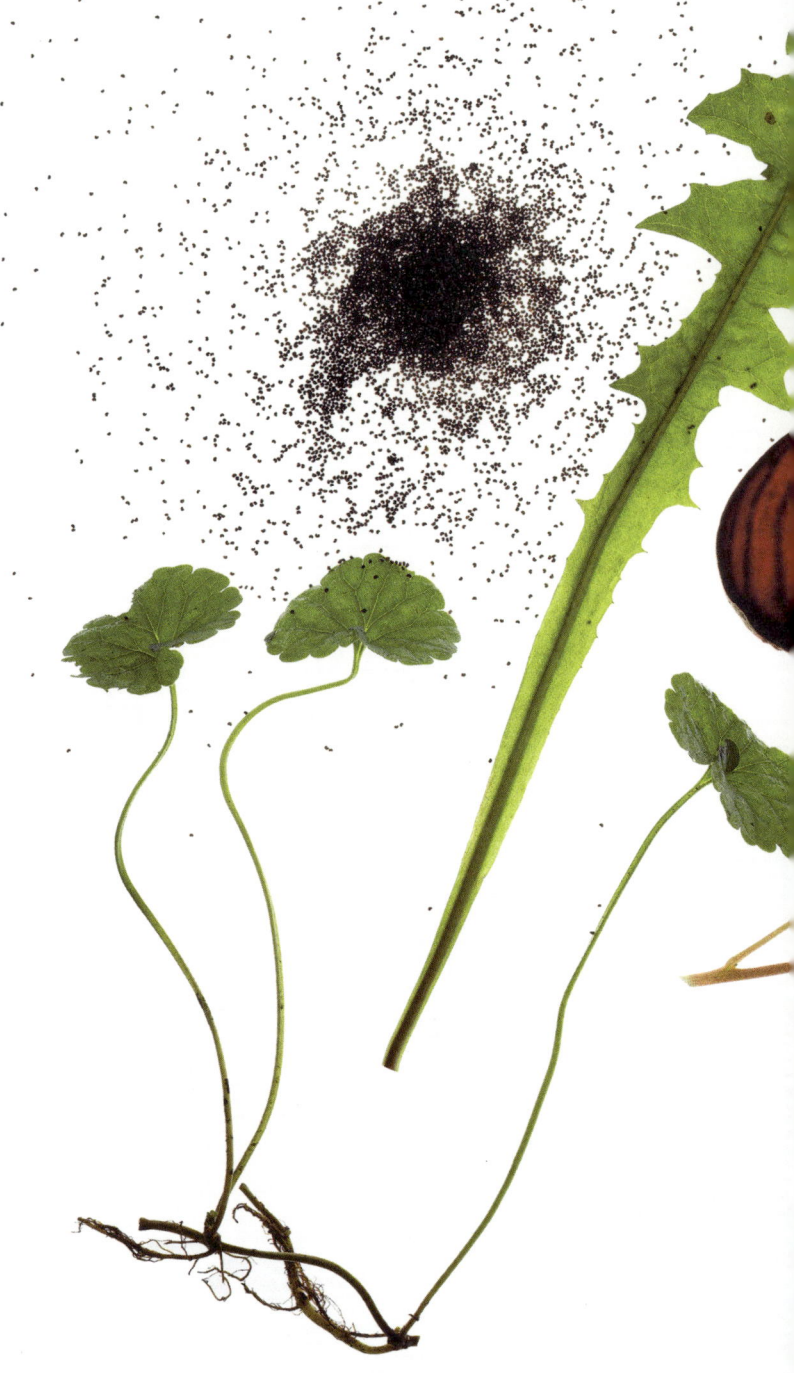

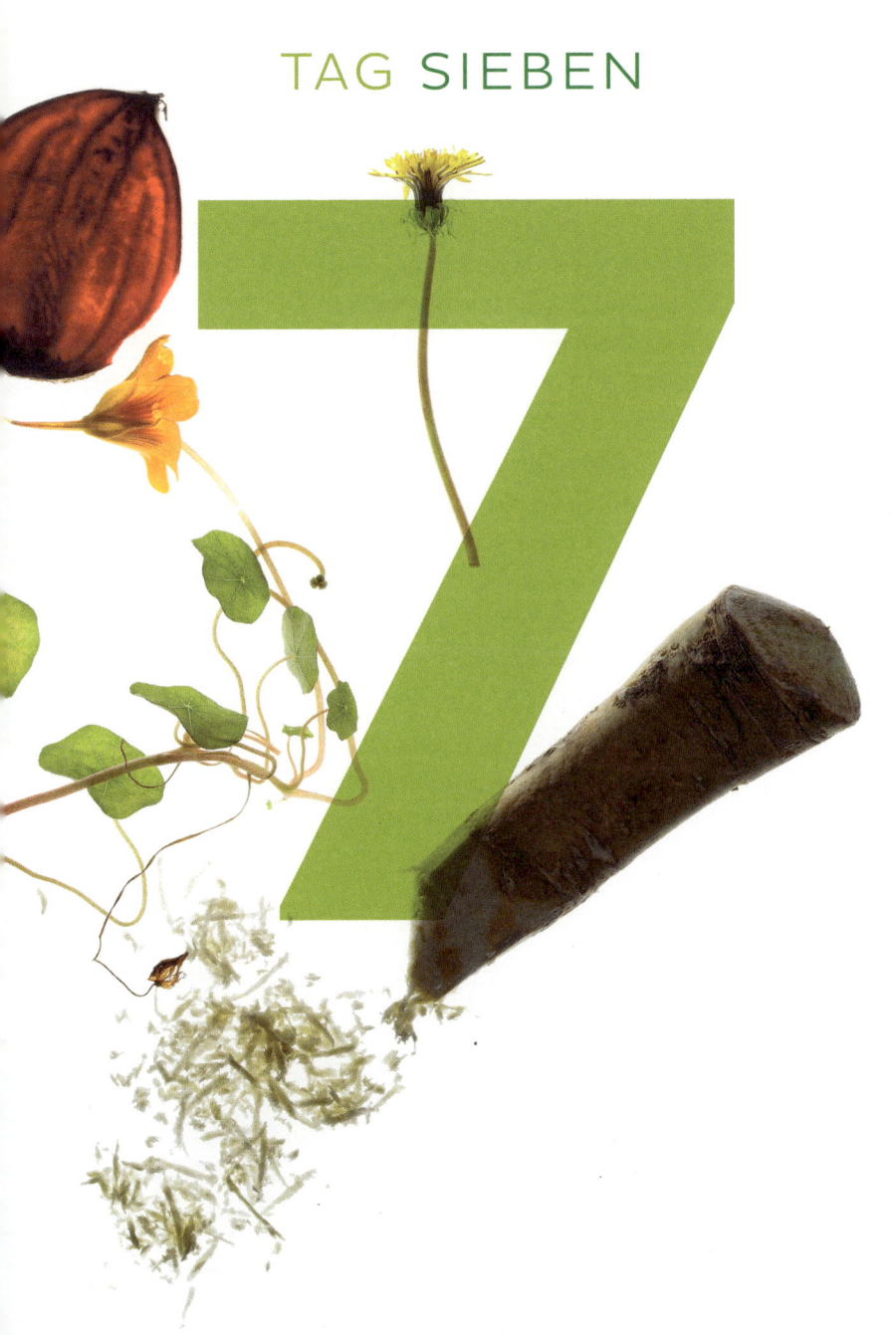

TAG SIEBEN

7

Tag 7: Aufbautag

Hirsebrei

<u>Zutaten und Zubereitung:</u> Die eingeweichten Dörrpflaumen klein schneiden, mit 2 EL Hirseflocken, 1 TL Erdmandeln, 1 Prise Salz, 3 EL Einweichsaft und 5 EL Haferdrink in einem Topf warm werden lassen und ca. 10 Minuten ziehen lassen. Mit Vanilleschotenpulver, Blütenpulver und ein paar Tropfen Olivenöl verfeinern.

Eine Handvoll Trockenobst und -gemüse, gedörrt oder gefriergetrocknet: z. B. Erdbeeren, Birnen, Äpfel, Marillen, Aronia, Kohlrabi, Karotten, Feigen, Zucchini.

Als Alternative können Sie auch einen Apfel oder eine Birne essen oder einen **Wildkräuter-Smoothie** als Zwischenmahlzeit trinken.

Wildkräuter-Smoothie –
Der Gelassenheit entgegen!

Zutaten:

1 Apfel

1 Birne

Insgesamt 15 g frische Blätter von Löwenzahn, Brennnessel, Zitronenmelisse und Giersch

1 TL Leinöl oder Hanföl oder 1 EL Mandelmus

1 EL Lupinenmehl

1 Messerspitze Rosenwurzpulver

1/2 TL TEH®Pinzgauer 9-Kräuterpulver oder eine verfügbare Auswahl aus den darin enthaltenen Kräuterpulvern

Zubereitung: Alle Zutaten mit 300 ml frischem Wasser aufgießen und mit einem starken Mixer fein pürieren.

Nach Belieben kann der Smoothie noch mit etwas Zitronen- oder Limettensaft, 1/2 TL Braunhirse und 1/2 TL Erdmandeln verfeinert werden.

MITTAGS

Ofengemüse mit Bärlauch-Walnuss-Pesto

Zutaten für das Pesto:

70 g eingelegte Tomaten

30 g Walnüsse

60 g Bärlauch oder Löwenzahn (jung und zart)

200 ml Olivenöl

Steinsalz und Pfeffer aus der Mühle

1 Schuss Balsamico-Essig

Zubereitung: Die eingelegten Tomaten klein hacken. Die Walnüsse kurz ohne Fett anrösten. Die Bärlauchblätter (oder Löwenzahnblätter) grob hacken. Dann mit den Tomaten, dem Öl und den Walnüssen mithilfe eines Pürierstabs pürieren. Mit Salz und

107

Pfeffer nach Belieben abschmecken. In sterile Gläser abfüllen und mit dem Öl auffüllen.

<u>Aufbewahrung</u>: Im Kühlschrank lagern. Haltbarkeit: 3 Monate.

Ofengemüse – mein Favorit, was gesunde, schmackhaft Küche anbelangt

<u>Zutaten:</u>
100 g Kartoffeln
100 g rote Rübe
100 g Topinambur
3 EL natives Rapsöl oder Olivenöl
(Überprüfen Sie die Erhitzbarkeit)

<u>Zubereitung</u>: Den Ofen auf 190 °C vorheizen. Das Gemüse schälen und achteln (Wedges-Form). In einer Schüssel getrennt voneinander mit je 1 EL Olivenöl vermischen. Auf ein mit Backpapier belegtes Blech auflegen und ca. 25–30 Minuten backen, bis eine stellenweise gute Bräunung aufgetreten ist.

Das Bärlauch-Walnuss-Pesto mit ein paar EL Hafer Cuisine mischen und als Dip zu dem Gemüse servieren.

ZWISCHENMAHLZEIT

Eine Handvoll gekochte Maroni. Ein Glas (je 250 ml) von einem beliebigen Saft aus der Getränkeliste, 1 : 1 mit Wasser verdünnt. Je nach Bedarf.

Rote-Rüben-Carpaccio mit Apfelessig-Zitronendressing

Zutaten:

1 mittelgroße Rote Rübe (etwa 100 g)
1 Apfel
1/2 Avocado
Eine Handvoll Pflücksalatblätter und Wildkräuter
(Rucola, Vogerlsalat, Löwenzahnblätter, Kapuzinerkresse,
Gundelrebe)
Etwas geriebener Kren (Meerrettich) und geriebener Mohn
TEH® Pinzgauer 9-Kräuterpulver oder eine verfügbare Auswahl
aus den darin enthaltenen Kräuterpulvern zum Drüberstreuen
Apfel-Balsamico für die Dekoration

Dressing:

2 EL Olivenöl
1 EL Apfelessig
1 TL Zitronensaft
1/2 TL Senf
Steinsalz und Pfeffer aus der Mühle

Zubereitung: Olivenöl, Apfelessig, Zitronensaft, Senf, Salz und Pfeffer zu einem Dressing verrühren. Die Roten Rüben schälen (Handschuhe verwenden) und (wenn zur Hand mit einer Brotmaschine) in hauchdünne Scheiben schneiden. Den Apfel ebenfalls dünn aufschneiden. Auf einem Teller anrichten und mit dem Dressing übergießen. 20-30 Minuten ziehen lassen. Die Avocado oben aufschneiden, mit einem Löffel aushöhlen und die Stücke auf die Roten Rüben legen. Die Salatblätter und Wildkräuter dazugeben und mit etwas Apfel-Balsamico dekorieren. Mit dem Kräuterpulver, Kren und Mohn bestreuen.

Die rohe Zubereitung der Roten Rüben erhält besonders deren Gehalt an Folsäure!

Tipp: Das Carpaccio und den Salat kann man bereits am Morgen vorbereiten und in einer runden Dose mitnehmen. Die Avocado gibt man dann erst vor dem Essen dazu. Diverse Salatmarinaden kann man für unterwegs in einer kleinen Flasche aufbewahren und sie erst vor dem Essen über den Salat geben. Dann bleibt er knackig.

Körper, Seele und Sie – Mut für Ruhe und für Wenig.

Eine Verabredung mit mir selbst – Fokussierung und Aufmerksamkeit machen zufrieden. Permanente Ablenkung verursacht bei mir Ruhelosigkeit. Einfach nur dasitzen, ohne Fernsehen, Lesen oder Reden, gibt mir innere Ruhe, für offene Fragen fallen mir plötzlich Antworten ein und ich erkenne meine Prioritäten wieder besser.

„Passivität" in der Natur als Kraftquelle und „stabile Zone": Im Gras liegen, dabei die ätherische Öle der umliegenden Pflanzen „einfangen", Wolken oder Tiere beobachten; eine schöne Aussicht, den Sonnenauf- oder -untergang genießen; Blumen pflücken; im Wasser waten oder einfach nur so barfuß laufen; Fischen; an einem Wasserfall sitzen – das Wasser bestaunen und einatmen; ins Lagerfeuer oder Ofenfeuer schauen.

Wohlfühlmischung aus ätherischen Ölen
zur Entspannung und Schlafförderung

Zutaten:

3 Tropfen Lavendelöl (Lavandula angustifolia)
3 Tropfen Atlaszeder (Cedrus atlantica)
3 Tropfen Orange (Citrus sinensis)
3 Tropfen Tonkabohne (Dipteryx odorata

Zubereitung: Die ätherischen Öle in eine Braunglasflasche (50 ml) tropfen und durch Schwenken das Glas damit „beölen". Mit 50 ml Mandelöl auffüllen. Gut schütteln.

Aufbewahrung: Etikettieren. Kühl lagern. Haltbarkeit: 6 Monate

Anwendung: 10–15 Tropfen auf das Handgelenk geben und einmassieren oder als Fuß- und Rückenmassageöl verwenden.

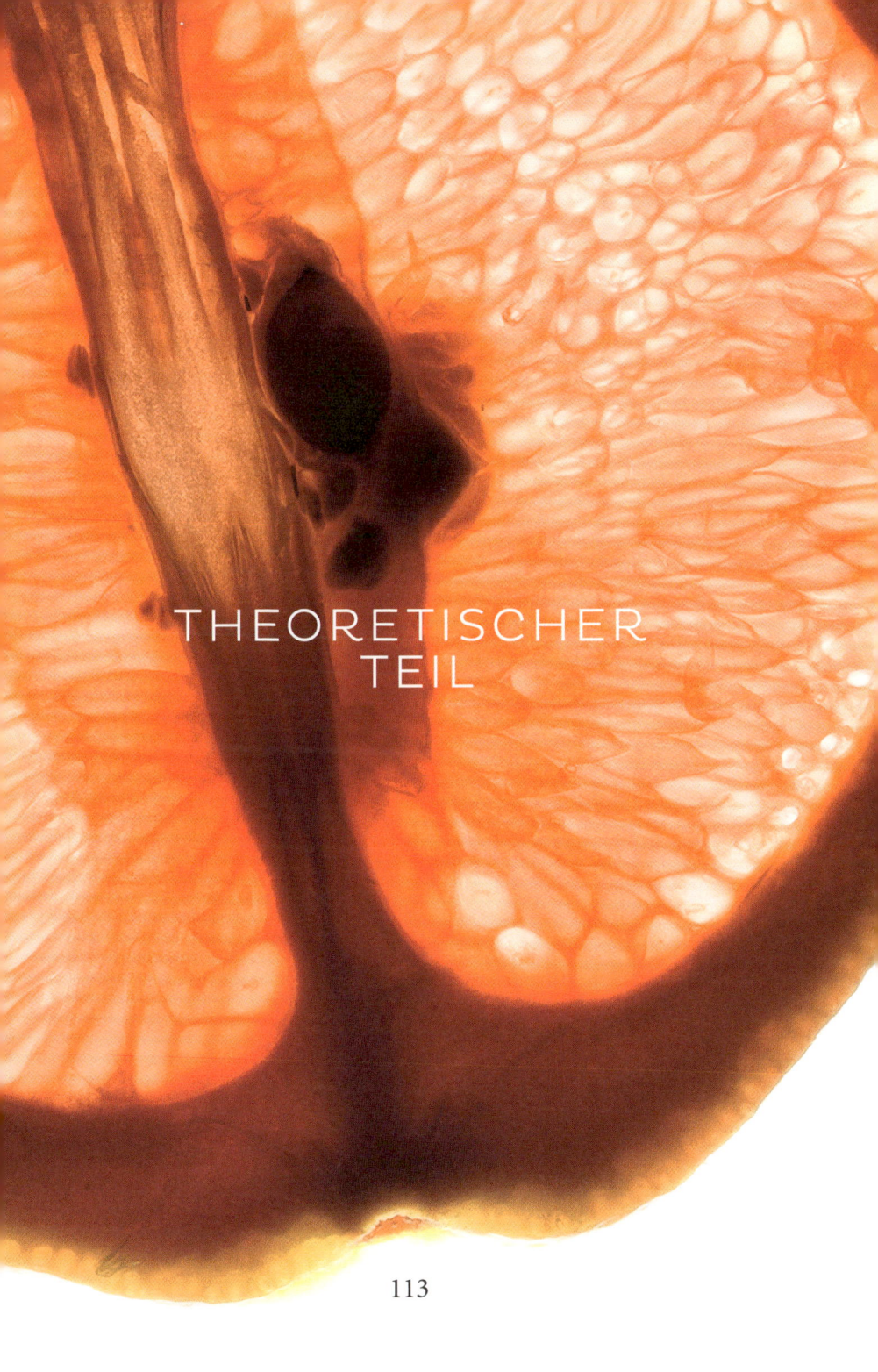

THEORETISCHER
TEIL

So wirken die Fasten-Kräuter

Heilkräuteranwendungen haben in der europäischen Kultur eine lange Tradition. Dennoch ist mit dem Fortschritt der Medizin (Begründung der Zelltheorie, Mitte des 19. Jahrhunderts) und ihrer Wissenschaften sowie der Industrialisierung ein großer Teil dieses Wissens abhandengekommen. Traditionell europäische Heilmethoden und -praktiken sowie deren Heilkräuter stoßen jedoch seit einigen Jahren in der Bevölkerung wieder auf steigende Begeisterung. Es ist zum Trend geworden, das Wissen dazu zu erlangen, zu bewahren, zu kommunizieren, zu erneuern und zu praktizieren. Und das mit gutem Grund, denn aus dem traditionellen Heilwissen heraus hat sich die moderne Medizin entwickelt, welche heute noch immer von diesen Erfahrungen bereichert und ergänzt wird. Dabei prüfen Experten, ob dieses „alte Wissen" noch Sinn hat, denn es soll nicht starr auf Standpunkten verharrt werden, die heute nicht mehr gelten. Nicht umsonst wird die ärztliche Kombination beider Medizinlehren unter Einbeziehung der seelisch-geistigen Komponenten als **Ganzheitsmedizin** bezeichnet.[21] Das Pharmaziestudium, die Erfahrungen zu Eigenanbau, Sammeln und Ernten von Kräutern, Gemüse und Obst sowie deren sinnvollen Anwendungen – von meinen Eltern, Großeltern und Urgroßeltern vorgelebt und weitergegeben – ist für mich unbezahlbar. Das erlangte Wissen vor allem an meine Kinder und an andere Interessierte weiterzugeben, ist meine Vision. Wir dürfen nicht zulassen, dass noch mehr von diesem wertvollen, generationenübergreifenden Wissen verloren geht. Gemeinsam können wir das verhindern! Auch die nächsten Generationen der globalisierten Welt werden diese Kenntnisse brauchen!

Die Baupläne für einen Großteil der heute verwendeten Arzneistoffe hat uns die Natur geliefert und tut es immer noch. Nach wissenschaftlichen Erfahrungen wurden diese in chemisch ähnliche Verbindungen umgewandelt, um unter anderem die Wirksamkeit zu verbessern und Nebenwirkungen zu senken. Bekannte Beispiele sind das Morphin aus dem getrocknetem Milchsaft des Schlafmohns (*Papaver somniferum*) zur Schmerzstillung, Atropin aus der Frucht der Tollkirsche (*Atropa belladonna*) als Gegenmittel bei Vergiftungen (= Antidot) oder bei Herzrhythmusstörungen oder Silymarin aus den Samen der Mariendistel (*Silybum marianum*) als heute noch einzig und alleiniges Mittel zur Bekämpfung einer Knollenblätterpilzvergiftung. Die Wirkungen von pflanzlichen Heilmitteln und Arzneimitteln beruhen – wie die synthetischer Stoffe – auf pharmakologischen Gesetzen. Das Wirkprofil setzt sich allerdings aus der Wirkung der Einzelstoffe und ihren Synergien zusammen. Damit ist die **Pflanze mehr als die Summe ihrer Einzelteile!** Der „Wirkstoff" eines pflanzlichen Arzneimittels ist deshalb der Extrakt aus der gesamten Pflanze und damit ein Vielkomponentengemisch. Wissenschaftler schätzen, dass bis dato erst 16–20 % der existierenden Pflanzeninhaltsstoffe identifiziert wurden. Um die Wirkungen besser verstehen zu können, wird fleißig nach weiteren wirksamkeitsbestimmenden Verbindungen geforscht. Gesichert ist, dass es für diese natürliche Zusammensetzung einen Grund gibt und wir von einem besseren Verständnis darüber nur profitieren können. Wenig weiß man über alle weiteren Stoffe, die wesentlich zur Gesamtwirkung der Pflanze und des Lebensmittels beitragen. Wissenschaftliche Forschungen haben wiederholt bestätigt, dass der **Gesamtextrakt einer Pflanze eine bessere Wirkung und Verträglichkeit als der isolierte Hauptwirkstoff** zeigt. Wildpflanzen besitzen darüber hinaus eine bedeutend höhere Nährstoffdichte als Kulturpflanzen. Sie sind in ihrer Zusammensetzung per se „ideal", weil sie in der Natur an den von ihnen selbst gewählten Standorten wachsen. Im Anbau kann man sich diesen Bedingungen nur annähern.

Die Ernährung als Schlüssel zur Gesundheit

„Eure Nahrung soll eure Arznei sein!"
(Hippokrates)

Nahrungsmittel und Kräuter sind in erster Linie Lebensmittel, in zweiter Instanz Heilmittel und in letzter Folge Arzneimittel. Die traditionelle europäische Medizin liefert ein Potpourri an Möglichkeiten, gesund zu bleiben und zu werden. Wir haben das Grundrecht, daraus zu schöpfen!

Die Ernährung zählt zu den wichtigsten gesundheitlichen Faktoren, die wir individuell nach Bedarf beeinflussen können. Wohlgemerkt, sofern wir nicht Hunger leiden müssen, denn etwa jeder zehnte Mensch „fastet" ungewollt an 365 Tagen im Jahr! Meistens wissen wir sehr gut, welches Essen uns *schmeckt*. Unsere Geschmackssensoren betrügen uns da selten bzw. haben sich an einfältige Aromen angepasst. Schwieriger ist die Frage, welches Essen *gesund* für uns ist, denn die Bestimmung der Wechselbeziehungen zwischen Nahrungsbestandteilen und der Gefahr diverser Erkrankungen ist komplex. Gleichermaßen schwierig ist es, der Wahrheit ins Gesicht zu schauen und die Ernährung daraufhin wirklich *umzustellen*. Wenn wir auf eine bewusste Ernährung achten wollen, müssen wir unseren Speiseplan analysieren und adaptieren. Die zum Großteil komplex zusammengesetzten Lebensmittel im Supermarkt erschweren das mitunter. Im Buch zeige ich deshalb viele Möglichkeiten und Ergänzungen zum „normalen" Essen auf, damit Genuss und Abwechslung gesichert sind. (Wild-)Gemüse soll v. a. nicht der „farbige Aufputz" am Tellerrand sein, sondern vielmehr der Fixpunkt in unserem Ernährungsplan! Neben zahlreichen Vitaminen, Mineral- und Ballaststoffen stehen uns noch viele andere Wirkstoffe aus Gemüse, Obst, Kräutern, Bäumen und Pilzen zur Verfügung. Einige der sekundären Pflanzenstoffe sind in diesem Buch beschrieben, wie z. B. Bitterstoffe, Senf- und Lauchöle, ätherische Öle, Schleimstoffe, Gerbstoffe, Polyphenole, Omega-3- und Omega-6-Fettsäuren.

Ihr Körper – die Wohnung für Ihr Leben!
Wie uns unsere Gene prägen – und umgekehrt.

Stellen wir uns vor, wir bauen ein Haus. Zu Beginn werden wir uns Gedanken über das „Wie" machen, also einen dementsprechenden Bauplan erstellen. Dieser enthält – im besten Fall – jedes Detail unseres „Traumhauses" und ist bis zur Fertigstellung kontinuierlicher Begleiter der spezialisierten Bauarbeiter auf der Baustelle. Des Weiteren stellt sich die Frage, „womit" werden wir bauen? Wir verwenden gute, d. h. auch nachhaltige Baustoffe, damit das Haus sicher jedem Wind und Wetter standhält, langlebig ist und wir uns darin wohlfühlen. Nach erfolgreicher Arbeit vieler fleißiger Hände ist unser neues Zuhause endlich fertig! Nach einiger Zeit werden vermutlich kleine Reparaturmaßnahmen notwendig sein. Dann helfen uns wiederum der Bauplan und wertvolle Baustoffe bei der Instandhaltung.

Nun stellen Sie sich vor, dass die sogenannte GENEXPRESSION nach demselben Schema abläuft: Die Bauanleitung für meinen und Ihren Körper mit all seinen Funktionen liefert uns unsere individuell zusammengesetzte DNA bzw. genauer gesagt die darin enthaltenen Gene als Träger unserer Erbinformation. Die Baustoffe liefert uns unsere Ernährung. Im Sinne meines Körpers und meiner Gesundheit versorge ich auch ihn mit allen lebensnotwendigen und „besten" Baustoffen. Das bin ich mir selbst wert! Die fleißigen „Bauarbeiter" – dazu zählen z. B. Enzyme und Transporter – stellt der Körper aus Nahrungseiweißen her. Diese sind – neben Fett und Kohlenhydraten – die Hauptbaustoffe für nahezu alle Prozesselemente eines Lebewesens: Ihrerseits regulieren sie den Stoffwechsel, sorgen für den Bau neuer Zellen, organisieren die Krankheitsabwehr und regulieren das Ablesen des Erbguts. Die Eiweiße aus der Nahrung werden im Stoffwechsel in ihre kleinsten Einheiten, die Aminosäuren, zerlegt. **Essenzielle Aminosäuren kann der Körper nicht selbst herstellen. Sie müssen ihm zugeführt werden.** Nicht essenzielle Aminosäuren können im Stoffwechsel gebildet werden. Bei der GENEXPRESSION werden die einzelnen Aminosäuren dann genau in der Reihenfolge aneinandergereiht, wie es das jeweilige Gen der DNA vorgeschrieben hat – so wie z. B. die Ziegel eines Hauses nach dem Bauplan aneinandergereiht werden. So entsteht das benötigte Protein. Das kann nun ein wichtiges Enzym oder ein weiterer Baustoff für den Stoffwechsel im Körper sein.

Ein Mangel an wichtigen Enzymen und/oder Baustoffen und damit verbundene Stoffwechselstörungen können deshalb über zweierlei Wege entstehen: Erstens: Wir nehmen zu wenig an essenziellen Aminosäuren auf. Zweitens: Unserer DNA fehlt jener Abschnitt, der den Bauplan für den jeweiligen Stoff enthält. Ersteres können wir beeinflussen, indem wir **den Körper gut mit den für ihn lebenswichtigen Stoffen versorgen. Die Entscheidung liegt in diesem Fall bei uns selbst!** Eine Auswahl dieser Stoffe werde ich in diesem Buch besprechen. **Gleichzeitig muss für eine ausreichende Resorption (Aufnahme) aus der Nahrung die Magen-Darm-Funktionalität intakt sein. Die Menge und Art der benötigten Stoffe kann individuell variieren und ändert sich je nach Lebensalter, Lebensumständen, Sozialverhalten, Gesundheit und Krankheit permanent.** Diese Faktoren stehen im komplexen Wechselspiel mit den Genen und umgekehrt. Die Evolution mit ihren Mechanismen der Veränderungen unseres Erbgutes wirkt dabei auf uns Menschen, Tiere und Pflanzen ein: Unsere relativ schwachen Knochen sind eine unausweichliche

Folge unseres komfortablen Lebens und ausgefeilter Werkzeuge. Nachdem der Ackerbau erfunden wurde und der Mensch sich nicht nur mehr von Fleisch, Wildfrüchten, -gemüse und -kräutern ernährte, wurden Anpassungen in unserem Erbgut nötig. Das Gen für die Herstellung des Enzyms Amylase etwa wurde vervielfältigt, um das Mehr an Stärke aus Getreide verstoffwechseln zu können.[22] Die DNA eines Europäers unterscheidet sich von der DNA vieler Asiaten dahingehend, dass bei Asiaten ein mutiertes (= verändertes) Gen dafür sorgt, dass nur geringe Mengen von Aldehyd-Dehydrogenase-2 im Körper gebildet werden. Das führt dazu, dass Alkohol bzw. das als Zwischenprodukt entstandene Acetaldehyd langsamer als normal abgebaut werden kann, sich im Organismus anhäuft und zu Vergiftungserscheinungen führen kann (Flush-Syndrom).[23] Gleiches erfolgte im Zuge der Umstellung auf die Milchproduktion. Normalerweise verliert man nach dem Kleinkindalter die Fähigkeit, Milchzucker zu spalten. Bei ca. 60 % der Weltbevölkerung, u. a. den meisten Afrikanern und Asiaten, ist das heute noch so. In Völkergruppen, die Milchwirtschaft betrieben, baute sich ein Gen ein, welches das **Enzym Laktase** produziert. Dieses spaltet den Milchzucker in Glukose und Galaktose (beide sind gut verdauliche Einfachzucker). **Wer dieses Enzym gar nicht oder in zu geringem Mengen aufweist, reagiert auf Milchverzehr mit Blähungen, Übelkeit, Bauchkrämpfen und Durchfall.**[24]

Weniger wissen wir über eine **Milcheiweiß-Unverträglichkeit**. Selten wird daran gedacht, dass Kuhmilchprodukte öfter nicht nur aufgrund der enthaltenen Laktose, sondern auch als Folge der speziellen Eiweißzusammensetzung schlecht vertragen werden. Was oft als Nahrungsmittelintoleranz diagnostiziert wird, ist womöglich eher die Reaktion des Körpers auf eine sich verändernde Zusammensetzung der Ernährung. Wer weiß denn heute schon wirklich genau, wie sich die biochemische Struktur der Eiweiße durch Faktoren wie z. B. diverse Verarbeitungsformen (Ultrahocherhitzen, Homogenisieren) oder auch die Fütterung, Hormon- oder Medikamentengaben bei der Tierhaltung verändert und ob diese strukturellen Unterschiede in der physiologischen Verwertung einen Unterschied machen? – Wie oben beschrieben, gibt unsere Erbsubstanz jedem Einzelnen vor, welche Stoffwechselreaktionen ablaufen (können) und welche nicht. Über Jahrtausende hinweg haben sich die Menschen, genau wie die Tiere und die Pflanzen, an ihre nähere Umgebung angepasst und das v.a. auf zellulärer und biochemischer Ebene. Selbst unser Verhalten hat Einfluss bis in unsere Gene.

Besonders beeindruckt mich der mittlerweile wissenschaftlich **belegte Einfluss des sozialen Umfelds auf die GENEXPRESSION** durch EPIGENETISCHE Faktoren.[25] Epigenetisch bedeutet wörtlich „oberhalb des Gens". Der Begriff steht für Veränderungen der DNA, die nicht die Basenpaare selbst betreffen, sondern die Strukturen im Umfeld der DNA. **Chronischer Stress, soziale und psychosoziale Belastungen können die DNA-Umgebung** dahingehend **beeinflussen**, dass sie gewisse Teile dieser aktivieren oder inaktivieren können, und das v. a. im Kindesalter. Diese Veränderungen, die z. B. über eine belastende Lebenssituation hinaus entstehen, **fördern chronische Entzündungen oder Herz-Kreislauf-Erkrankungen und können zur Krebsentstehung beitragen**. Wird unter chronischem Stress z. B. ein Anteil des Bauplans für den Glukokortikoid-Rezeptor (der Ort, an dem GLUKOKORTIKOIDE = CORTISONE wirken) gehemmt, dann wird dieser vom Körper weniger gebildet. Glukokortikoide wirken entzündungshemmend und können Stressreaktionen des Körpers dämpfen. Wissenschaftler vermuten, dass sich die Wirkung von Stressfaktoren erhöht, wenn ihr Zielmolekül, der Rezeptor, seltener vorhanden ist. Dadurch kann sich mit großer Wahrscheinlichkeit auch der Gemütszustand verschlechtern. Wobei klar ist, dass bei der Entstehung etwa von depressiven Störungen die gesamte Lebensgeschichte im Kontext und nicht nur einzelne Faktoren isoliert voneinander betrachtet werden sollten.

Unsere Ernährung, unsere Spannung und Entspannung sowie unser soziales Netzwerk, sie alle können der Schlüssel für gute Gesundheit sein! Nachdem wir nun diese Wechselspiele betrachtet haben, klingt es nur allzu logisch für mich, dass das uns Nächste, die **heimischen (Bio-)Lebensmittel, (Wild-)Kräuter, Luft und Wasser von uns am besten verwertet und vertragen werden kann.** Nahrung ist nicht nur etwas, das gut schmeckt, gut aussieht und riecht, uns Energie liefert, um dann im Magen und Darm zerkleinert und wieder ausgeschieden zu werden. **Die Nahrung macht uns unter anderem zu dem, was wir sind.** Wenn wir den Körper nicht mit essenziellen Bau- und Nährstoffen „versorgen", wird er nach geraumer Zeit die für gute körperliche und seelische Gesundheit wichtigen Stoffwechselprozesse nicht mehr ausführen können. Die Folge: Wir fühlen uns nicht wohl und werden eher krank. **Während des Fastens fällt es einem leichter, sich auf die wesentlichen Dinge des Lebens zu besinnen: Wie ernähren wir uns, wie ist unser normales Essverhalten, wie oft gönnen wir uns Entspannungsphasen in der Hitze des Alltagsgeschehens, wann sind wir zuletzt einer Einladung gefolgt oder einem regelmäßigen Bewegungsprogramm nachgegangen? – Vielleicht lässt sich das eine oder andere Fastenelement in unseren „normalen" Tagesablauf einbauen?** Der Vision, Stress vorzubeugen und nicht erst zu behandeln, wollen wir nachgehen!

Die vielseitigen Wirkungen der Bitterstoffe

Wenn ich von den Bitterstoffen erzähle, bin ich jedes Mal aufs Neue fasziniert von ihrer Bandbreite an positiven Wirkungen für den Gesamtorganismus! Dass „Bitter" die stärkste Geschmacksqualität ist, ist u. a. evolutionär bedingt. Denn viele Giftstoffe, z. B. Alkaloide, schmecken extrem bitter, und der eher ablehnende Geschmack hat früher für Viele das Überleben gesichert. Die bittere Würze der Vertreter aus den Stoffgruppen der Glykoside, Iridoide, Sesquiterpene und Flavonoide ist hingegen mit gesundheitsförderlichen Aspekten vergesellschaftet. Da Bitterstoffe chemische Verbindungen mit uneinheitlicher chemischer Substanzklasse und Zuordnung sind, wird der Bitterwert nicht nach einem chemischen Grundmuster, sondern nach dem Geschmack bestimmt. Dazu bewerten Probanden den bitteren Geschmack diverser Verdünnungen einer Bitterdroge auf einer entsprechenden Skala. Aus dem Mittelwert wird dann der Bitterwert ermittelt. Ein Bitterwert von 10.000 bedeutet, dass ein Extrakt von 1 g Substanz/Droge in 10.000 g (näherungsweise: 10.000 ml) Wasser gerade noch bitter schmeckt. Amarogentin aus dem Enzian hat zum Beispiel einen Bitterwert von 58 Millionen! – Das war mir spätestens nach dem Kauen an einem Ministückchen einer Enzianwurzel klar, gefolgt von einer Stunde Taubheitsgefühl an der Zunge.

Die Zungen von Säuglingen und Kindern weisen noch bis zu zweimal mehr Geschmacksknospen als Erwachsene auf und reagieren deshalb viel empfindlicher. Allerdings sollte man **Kinder bei der Akzeptanz von bitteren Kräutern nicht unterschätzen**. Anfang dieses Jahres mixte ich einen Frühlingskräuter-Smoothie mit Äpfeln, Karotten, Wasser, Löwenzahn, Brennnessel, Giersch, Ehrenpreis, Rotklee, Gänseblümchen und Lindenblättern für meinen Mann und mich zum Abendessen. Unsere Tochter, damals gerade mal sechzehn Monate, verweigerte ihren Brei und forderte indes den Smoothie bei uns ein. Gespannt auf ihre Reaktion ließen wir sie kosten. Mit einem „Nam-Nam" hatten wir aber beim besten Willen nicht gerechnet, ziehen Kinder doch oft das Süße vor. Unsere Tochter belehrte uns jedoch eines Besseren. Wildkräuter-Smoothies gehören seitdem nicht nur zu unseren, sondern auch zu ihren Lieblingsgetränken. Verständlicherweise freuen wir uns darüber, denn die Wirkungen der Bitterstoffe sind von unschätzbarem gesundheitserhaltendem Wert, v. a. auf das Verdauungssystem und den Stoffwechsel.

Sie sorgen dafür, dass

- Verdauungssäfte fließen,
- Enzyme ausgeschüttet und
- Entgiftungsvorgänge angeregt werden.

Ein gut funktionierendes Verdauungssystem sowie eine gesunde Darmflora sind die besten Voraussetzungen für eine intakte Immunabwehr und für die Resorption wichtiger Nährstoffe, Vitamine, Mineralstoffe und Spurenelemente.

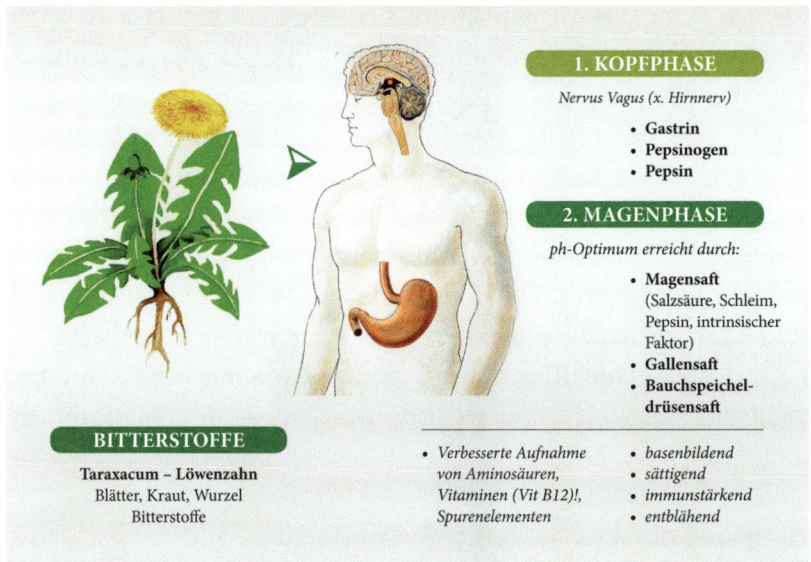

1. KOPFPHASE

Nervus Vagus (x. Hirnnerv)

- **Gastrin**
- **Pepsinogen**
- **Pepsin**

2. MAGENPHASE

ph-Optimum erreicht durch:

- **Magensaft**
  (Salzsäure, Schleim,
  Pepsin, intrinsischer
  Faktor)
- **Gallensaft**
- **Bauchspeichel-
  drüsensaft**

BITTERSTOFFE

Taraxacum – Löwenzahn
Blätter, Kraut, Wurzel
Bitterstoffe

- *Verbesserte Aufnahme*
  von Aminosäuren,
  Vitaminen (Vit B12)!,
  Spurenelementen

- *basenbildend*
- *sättigend*
- *immunstärkend*
- *entblähend*

Sehen wir uns den Ablauf genauer an: Die Wirkung beginnt bereits im Mund! **Daher süßen Sie Ihre Bitterstoffzubereitungen nicht!** Denn sobald die Bitterstoffe zum Beispiel beim Kauen eines Löwenzahnblattes Ihre Geschmacksknospen am Zungengrund kitzeln, geben diese dem NERVUS VAGUS (X. Hirnnerv und wichtigster Nerv des Parasympathikus) einen „Schub". Dieser „Vagus-Reiz" kündigt folglich vorab den Nahrungsbrei bei den Drüsenzellen im Magen an. Daraufhin wird das Gewebehormon Gastrin freigesetzt. Dieses verstärkt die Produktion von Salzsäure und Pepsinogen, der Vorstufe des eiweißspaltenden Enzyms Pepsin. Diesen Vorgang bezeichnet man als „ Kopfphase" oder „kephale Phase". Sobald die Bitterstoffe den Magen erreichen, startet die „Magenphase" oder „gastrische Phase": Weiterer Magensaft, bestehend aus Salzsäure, Schleim, Pepsin und intrinsischem Faktor, wird besonders auf den Bitterreiz hin ausgeschüttet. Die Salzsäure senkt den pH-Wert, und die Verdauungsenzyme freuen sich über das pH-Optimum für ihre Zersetzungsarbeit des Nahrungsbreis. Der Schleim schützt die Magenschleimhaut, Pepsin spaltet das Eiweiß und der intrinsische Faktor ist notwendig für die Vitamin-B12-Aufnahme im Krummdarm (= *Ileum*, Teil des Dünndarms). Bitterstoffe verbessern damit die Aufnahme dieses für die Blutbildung wichtigen Vitamins, welches u. a. bei veganer Ernährung ergänzt werden sollte. Die Magenbewegungen werden verbessert und die Produktion von Gallensaft und Bauchspeicheldrüsensekret wird angeregt. Die Magenschleimhaut wird besser durchblutet, und der Magen wird schneller entleert. Zu guter Letzt wird die körpereigene Basenbildung angeregt.

Aufgrund der AKTIVIERUNG der Verdauungssäfte verabschiedet sich die Darmschleimhaut von unbeliebten Bakterien, Viren und Pilzen. Blähungen, Gärungs- und Fäulnisprozessen wird der Kampf angesagt. Alles in allem führen Bitterstoffe zu einem schnelleren Sättigungsgefühl, und der Heißhunger auf Süßes vergeht. Und diesen Zustand sehnen wir doch insbesondere für unsere Fastenwoche herbei! Der Nahrungsbrei wird darüber hinaus bestens in seine Einzelbestandteile zerlegt, und der einwandfreien Resorption derselben steht nichts mehr im Wege. Indem die Durchblutung des Verdauungstraktes verstärkt wird, schwellen die Verdauungsschleimhäute an und füllen sich mit Lymphe. Dadurch wird der Stofftransport von Nährstoffen, fettlöslichen Vitaminen und Eisen verbessert. Aminosäuren werden besser resorbiert, was wiederum zu weniger Gärungsprozessen im Darm führt. Der Energiestoffwechsel wird angeregt, was sich in angenehmer Körperwärme widerspiegelt. Weitere wichtige Effekte sind die Anregung des unspezifischen Immunsystems und die Stärkung des Herz-Kreislauf-Systems. Eine Balance zwischen Sympathikus- und Parasympathikus-Tonus wird hergestellt, Sowohl bei vagotonen („gemütlichen") als auch sympathikotonen („aufgedrehten") Menschen wird damit der Blutdruck reguliert. Bitterstoffe fördern Erholung und Entspannung und haben sich zur begleitenden Therapie bei Stimmungsschwankungen bewährt.

Achtung: Aufgrund ihrer Steigerung der Drüsensekretion dürfen Bitterstoffe bei Menschen mit Magenübersäuerung (Gastritis), Magen- und Dünndarmgeschwür (*Ulcus ventriculi* bzw. *duodeni*) nicht angewendet werden!

Sie erkennen unschwer: Die Wirkungen der Bitterstoffe sind vielfältig und lassen sich gut von ihren Wirkmechanismen ableiten. Im Rahmen der Fastenkur werden Bitterstoffe daher vor allem eingesetzt, um die Verdauungsprozesse und den Energiestoffwechsel anzukurbeln, dem Darm bei der Entgiftung zu helfen und den Körper zu kräftigen.

Die folgende Auswahl an Bitterkräutern lässt keine Wünsche offen und auch bei ihrer Anwendung können Sie kreativ werden; sie lassen sich frisch oder getrocknet als Tee, Pulver oder auf dem Teller genießen: Bertram (*Anacyclus pyrethrum*), bittere Schleifenblume (*Iberis amara*), Eberesche/Vogelbeere (*Sorbus aucuparia*), Engelwurz (*Angelica archangelica*), Galgant (*Alpinia officinarum*), Isländisch Moos (*Cetraria islandica*), Löwenzahn (*Taraxacum officinale*), Mariendistel (*Silybum marianum*), Meisterwurz (*Peucedanum ostruthium*), Odermennig (*Agrimonia eupatoria*), Schafgarbe (*Achillea millefolium*), Tausendgüldenkraut (*Centaurium erythraea*), Wegwarte (*Cichorium intybus*), Wermut (*Artemisia absinthium*) und noch viele weitere.

Achtung: Nie mitkochen! Bitterstoffe sind zwar sehr gut wasserlöslich, Wärme und Hitze zerstören aber ihre Funktion! Außerdem sollten Sie die Bittermischungen alle drei bis vier Wochen ändern. Anderenfalls setzt eine Gewöhnung ein, und damit lässt die Wirkung nach. Auch nicht überdosieren, denn das verlangsamt die Verdauungstätigkeit!

Das TEH® Pinzgauer 9-Kräuterpulver ist das „kräuterliche" Pendant zum Basenpulver. Durch seine vielseitige Anwendung eignet sich das Kräuterpulver hervorragend für die Fastenkur und auch darüber hinaus. Neben der Zubereitung als Tee (1/4 TL Bitterpulver mit 150 ml lauwarmen Wasser übergießen und 3–5 Minuten ziehen lassen. Dann abseihen und nicht süßen. Schluckweise trinken.) und der Zumischung zu Broten, Salaten, Smoothies, Suppen, Aufstrichen und anderen Gerichten kann es auch direkt vor dem Essen unverdünnt eingenommen und gut gekaut werden (1/4 TL genügt). (s. Seite 34)

Zucker – Das süße Übermaß!

Bitter, die Geschmacksqualität, die wir eher meiden. Süß, der Geschmack, den wir beinahe ohne Maß und Ziel verfolgen! Gesund? – Wie man's sieht! Der wichtigste Treibstoff für unsere Zellen ist nun einmal die Glukose, auch als Traubenzucker oder Dextrose bezeichnet. Dieser Einfachzucker wird aus Mais- oder Kartoffelstärke gewonnen. Einfache Zucker, wie Traubenzucker und Fruktose, nimmt der Körper direkt aus der Nahrung in die Blutbahn auf. Der für uns klassische „Haushalts-Zucker", den wir z. B. zum Kochen und Backen verwenden, ist eine Saccharose, also ein Zweifachzucker aus einem Molekül Glukose und einem

Molekül Fruktose. Gewonnen wird er aus Zuckerrohr und -rübe. Dieser Zweifachzucker muss – wie auch andere Vielfachzucker (z. B. Laktose) – im Verdauungsprozess erst durch Enzyme in Glukose und Fruktose gespalten werden, bevor diese zum Super-Kraftstoff für Gehirn und Muskeln werden können. Der Nobelpreisträger Linus Pauling erkannte bereits, dass unser Körper an etwa 300 g Glukose und nur 16–20 g Fruktose täglich gewöhnt ist. Vor rund 200 Jahren war Zucker eine Kostbarkeit und ein Gewürz, wie Salz. Heute leben wir in einem Zucker-Schlaraffenland! Mit der steigenden Gewinnung von massenhaften Mengen Zucker aus Zuckerrohr und -rüben wurde dieser für jeden erschwinglich. Heute ist der Tagesverbrauch um ein Vielfaches gestiegen – mit entsprechenden Folgen für unsere Gesundheit! Möglich machen das gerodete Flächen brasilianischer Wälder und europäischer Moore – annähernd in der Größe von Deutschland! –, die für den Anbau von Zuckerpflanzen mit Düngern und Pestiziden bearbeitet werden, schreibt Christian Schwägerl in GEO (06/2016).[26] Die globale Agrarpolitik ermöglicht, dass Zucker billig vertrieben wird. Gleichzeitig verursacht der massenhafte Konsum weltweit Hundert Milliarden Euro Folgekosten für die Behandlung der damit begünstigten Entstehung von Krankheiten. Das schreit nach dringenden Regeln für die grenzenlose Zuckeraufnahme!

Die zuckersüße Überfracht, mit der wir uns täglich belohnen – Dopamin wird freigesetzt –, **erhöht den Cholesterinspiegel, fördert die Entwicklung von Fettleber, Diabetes Typ II, Übergewicht und dem damit einhergehenden** METABOLISCHEN SYNDROM.[27] In entsprechenden Mengen ist die natürlich vorkommende Fruktose, die wir z. B. mit unserem Apfel aufnehmen, unbedenklich. Denn diese bringt nebenbei andere wichtige Nährstoffe und Vitamine. Problematischer ist die künstlich zugeführte, reine Fruktose. Diese wird aus Mais- und Weizenstärke gewonnen und hat mit einer Frucht nichts mehr zu tun. Vor einigen Jahren noch als der beste Ersatz für Traubenzucker angesehen – weil doppelt so süß und v. a. für Diabetiker geeigneter, weil der Körper für die Verwertung kein Insulin braucht – wissen wir heute, dass die übermäßige Fruktosezufuhr zur Entwicklung von Leberschäden und Bluthochdruck beitragen kann. Getränke (Softdrinks), Müslis, Backwaren, Fertiggerichte und sogar Chips und Wurst können vollgepackt mit kostengünstiger Fruktose zur Geschmacksverstärkung und Haltbarmachung sein. Haben Sie schon einmal die Menge an Zucker abgemessen, die in einem Fruchtjoghurt enthalten sein kann? Unfassbar, das können bis zu 12 Teelöffel und mehr sein! „So süß schmecken die doch oft gar nicht." Das denke ich auch. Da hilft die Zitronensäure, die neben ihrer Funktion als Konservierungsmittel die extreme Süße überdeckt. Manche „Wellness-Produkte" mit der Aufschrift „Nur mit Fruchtzucker gesüßt" suggerieren, dass wir unserem Körper damit etwas Gutes tun. Forschungen aber haben gezeigt, dass im Fruktosestoffwechsel – im Gegensatz zum Glukosestoffwechsel – Acetat produziert wird, welches der Körper zur Herstellung von Cholesterin verwendet. Folglich steigt der Cholesterinspiegel. Überschüssige Fruktose wird mitunter zu Fett umgewandelt und kann zur **Verfettung der Leber und erhöhtem Harnsäurespiegel** führen. Häufiger Fruchtzuckerverzehr kann dessen Verdauung einschränken – genetisch sind wir auf so viel Fruktose (noch) nicht programmiert –, und Bakterien im Dickdarm verstoffwechseln ihn dann. Das kann zu **Blähbauch und Durchfall** führen. Fruktose wird insulinunabhängig verstoffwechselt. Damit bleibt das Appetitzentrum aktiv und sendet trotz ausreichender Energieaufnahme weiterhin Hungersignale.[28] Man isst über das Maß hinaus, was Übergewicht begünstigt! Glukose wiederum lässt den Blutzuckerspiegel rasch ansteigen, Insulin wird freigesetzt und führt zu einer genauso schnellen Senkung bis unter das notwendige Niveau. Dem Körper, der auf so schnellen Zuckeranstieg auch (noch) nicht programmiert ist, wird der Hunger quasi „vorgespielt". **Heißhunger auf „Süßes"** kann dabei entstehen, ebenso wie **Müdigkeit, Nervosität und Kopfschmerzen**.

Nicht die gelegentlichen knusprigen Baguettes, Kuchen in gemütlicher Runde oder Schokolade nach Lust und „Bedarf" sind hier gemeint. Der Zucker ist hier ja wohl kein Geheimnis! **Vielmehr sind Fertigprodukte, Limonaden, Marmeladen und Konserven** das Problem, in denen Zucker – Glukose und Fruktose – **enthalten** sind. Selbst wenn auf den Verpackungen steht: „von Natur aus" oder „fruchteigener Zucker", sollte man auf dem Etikett genau schauen, welcher Zucker wirklich gemeint ist.

Daher: **Mit frischen Zutaten selbst kochen! Müslis besser selbst mischen statt zum Fertig-Crunchy greifen, Naturjoghurt mit Früchten zubereiten statt fertige Joghurt-Mischungen kaufen, Lieblings-Mehlspeise und Pizza selbst backen statt Fertigkuchen und Tiefkühlpizza verwenden – geht ganz einfach und der Geschmackssinn stellt sich schnell wieder um!**

Für Honig gilt dasselbe wie für Früchte – auch er hat sekundäre Wirkstoffe, die antibakteriell wirken und das Immunsystem aktivieren. Er ist als mögliche Alternative aber auch nur in Maßen zu genießen. Und: Zucker ist besonders dann ungesund, wenn wir mehr zuführen als wir Energie pro Tag verbrennen. In dem Fall hilft Bewegung! Sie erlaubt süße Sünden! Eine kleine Menge (Handvoll) Trockenobst ist eine gute Alternative zu Süßigkeiten mit raffiniertem Zucker.

Mit ätherischen Ölen
zu Ausgleich und Aktivierung

Gerüche und die damit verbundene Wichtigkeit des Geruchssinns nehmen einen hohen Stellenwert in unserem Leben ein. Duft ist etwas, das uns ständig umgibt, und Gerüche beeinflussen im hohen Maße individuelle Vorlieben und Abneigungen für Orte, Lebensmittel und Menschen. Wenn man einen Menschen „gut riechen" kann, kann man ihn auch gut leiden. Unser eigener Körperduft, u. a. durch unsere Ernährung geprägt, vermischt sich mit den Gerüchen der Umgebung. So auch der „Körperduft" der Pflanze, das *ätherische Öl*, welches sich als Vielstoffgemischwunder zu 90 % aus Terpenverbindungen zusammensetzt. Diese sind eine stark heterogene Gruppe von chemischen Verbindungen, die sich vom „Isopren" als Grundstruktur ableiten. Wenn ich im Garten meine Runden drehe, dann vereinen sich – besonders an einem Sonnentag – die ätherischen Öle in der Luft zu einer Sinfonie für die Sinne. Ich streife am Rosmarin, Basilikum und Thymian vorbei. Ich schließe die Augen und fühle die Wärme der frühsommerlichen Toskana, höre die Zikaden und das Meer rauschen, schmecke das Salz in der Luft, obwohl ich doch in meinem Garten in Oberösterreich bin.

Die Geruchsreize erreichen den Hippocampus (Teil des Gehirns und zentrale Schaltstelle unserer Gefühle) und den vegetativen Teil des Hypothalamus (Teil des Zwischenhirns, welcher vegetative Funktionen unseres Körper steuert) in meinem Gehirn über den Riechnerv (Nervus olfactorius), der wohl direktesten Verbindung der Außenwelt mit dem Gehirn. Im limbischen System, dort wo meine Gefühle geboren und gespeichert werden, erklärt sich die emotionale Verknüpfung mit Rosmarin und unseren alljährlichen Italienreisen. Im Fachjargon wird das als *autosug-*

gestive Assoziation bezeichnet. Bemerkenswert ist die Erkenntnis, dass Sinneszellen, ähnlich wie Riechzellen in der Nase, auch im Verdauungstrakt vorkommen. Die im Magen und Darm vorhandenen Sensorzellen interagieren mit den Komponenten der ätherischen Öle und entfalten dort lokal ihre Wirkungen. Thymol aus dem Thymian z. B. führt zur Freisetzung von Serotonin und damit zur Beeinflussung der Magen-Darm-Motorik und unseres Gemütszustandes.[29] Jene Komponenten, die im Dünndarm resorbiert werden, gelangen allerdings zuerst über die Pfortader in die Leber. Dort werden sie zu einem Großteil in wasserlösliche, unwirksame Zwischenprodukte umgewandelt und über die Niere ausgeschieden. Wissenschaftlich nachgewiesen ist, dass die Bioverfügbarkeit der reinen Komponenten bei der Aufnahme über den Darm geringer ausfällt als über die Haut oder die Lunge.[30] Ätherische Öle entfalten, wenn eingenommen, ihre Wirkung womöglich lokal, z. B. eine antibakterielle oder entblähende Wirkung im Magen-Darm-Trakt. Bislang gibt es allerdings erst wenige wissenschaftliche Daten zur Bioverfügbarkeit, zum Metabolismus und zur Elimination von ätherischen Ölen und ihren Inhaltsstoffen.[31] Aufgrund ihrer fettliebenden Eigenschaften (Lipophilie) können ätherische Öle die Zellmembranen schnell durchdringen. Weil sie im Wasser unlöslich sind und oben schwimmen würden, werden sie für homogene, wässrige Zubereitungen entsprechend emulgiert. Man kann dafür Sahne, Milch, Honig und Salz als natürliche Emulgatoren verwenden. In Aromasprays wirkt der Alkohol als Emulgator und gleichzeitig als Konservierungsmittel. Bei Inhalation über Duftlampen, Aromasprays, Räuchern oder bei lokaler Anwendung durch Einreibungen, Massagen und Bäder wird der oben beschriebene „Darm-Leber-Kreislauf" (enterohepatischer Kreislauf) primär umgangen. Bronchialschleimhaut und Gehirn werden dadurch „ungebremst" beeinflusst.

Über die Stimulation bestimmter Gehirnregionen werden spezifische Botenstoffe (NEUROTRANSMITTER) ausgeschüttet, die ihrerseits den Körper unterschiedlich beeinflussen: Kamille und Lavendel beruhigen über die Ausschüttung von SEROTONIN; Rosmarin tonisiert über die Ausschüttung von Noradrenalin. Die Ausscheidung der Zwischenprodukte erfolgt über die Nieren, die Lunge und die Haut. Ätherische Öle aktivieren die körperlichen Selbstheilungskräfte. Über das limbische System beeinflussen sie das vegetative Nervensystem und alle damit verbundenen, unbewusst ablaufenden Prozesse – das sind um die 90 % aller Gehirnaktivitäten – wie Stimmung, Atmung, Kreislauf und Verdauung.[32]

Einen vollständigen Überblick über die diversen Wirkungen und Zusammensetzungen ätherischer Öle können Sie durch diverse Ausbildungen im Bereich der Aromatherapie (z. B. www.oegwa.at) und das Studium von wissenschaftlich fundierter Literatur erwerben. So schwer mir eine Eingrenzung auch fällt, werde ich hier nur kurz wenige ausgewählte, für die Fastenzeit wichtige nennen und beschreiben. Die Komplexität ätherischer Öle erklärt ihre vielfältigen Einsatzgebiete, mitunter während des Fastens. Dafür verwenden wir Pflanzen mit ätherischen Ölen, die die Verdauung verbessern, immunmodulierend wirken, die Nieren, Leber und Lymphsystem anregen, aber auch unsere Seele und unseren Geist entspannen und aktivieren:

Für die Verdauung gärungs- und blähungswidrig wirken: Anis (*Pimpinella anisum*), Angelikawurzel (*Angelica archangelica*), Fenchel (*Foeniculum vulgare*), Kamille (*Matricaria recutita*), Kümmel (*Carum carvi*), Lorbeer (*Laurus nobilis*), Majoran (*Origanum majorana*), Pfefferminze (*Mentha × piperita*), Wacholder (*Juniperus communis*), Zitrone (*Citrus × limon*).
Antibakteriell, antioxidativ und pilzhemmend wirkt Thymian (*Thymus vulgaris*).

Harntreibend auf die Niere wirken: Angelika (*Angelica archangelica*), Liebstöckel (*Levisticum officinale*), Petersilie (*Petroselinum crispum*), Sellerie (*Apium graveolens*), Wacholder (*Juniperus communis*).

Wohltuend für das Immunsystem sind: Kamille (*Matricaria recutita*), Lavendel (*Lavandula angustifolia*), Zitrone (*Citrus × limon*), Thymian (*Thymus vulgaris*).

Die Leber unterstützend sind: Alant (*Inula helenium*), Liebstöckel (*Levisticum officinale*), Melisse (*Melissa officinalis*), Pfefferminze (*Mentha × piperita*), Schafgarbe (*Achillea millefolium*), Sellerie (*Apium graveolens*).

Bei Entgiftung und Reinigung unterstützen außerdem: Eisenkraut (*Verbena officinalis*), Fenchel (*Foeniculum vulgare*), Salbei (*Salvia officinalis*), Thymian (*Thymus vulgare*), Wacholder (*Juniperus communis*), Ysop (*Hyssopus officinalis*), Zitrone (*Citrus × limon*).

> **Achtung:** Ätherische Öle nicht pur verwenden!
> Wacholder reizt die Nieren!

Das Vorkommen ätherischer Öle ist artspezifisch. Sie sind absolut einmalig in ihrem Duftmuster und den zusammengesetzten Komponenten. Nie wird man sich an diese natürlichen zusammengesetzten Komponenten künstlich so annähern können, dass sich dieselbe Mischung ergibt. Die Pflanzen sind dahingehend unschlagbar! Die Verwendung von ausschließlich reinen, natürlichen ätherischen Ölen für Therapie und Pflege ist damit Grundvoraussetzung für das Erzielen einer einzigartigen, bioaktiven Wirkung. Beachten Sie immer die Lagerbedingungen (kühl, trocken, licht- und luftgeschützt) und das Ablaufdatum, damit Abbauprodukte keine allergischen und entzündliche Reaktionen auslösen können.

Gewusst wie: Am mildesten wirken ätherische Öle, wenn sie nicht in reiner, isolierter Form, sondern im Verbund mit der gesamten Pflanze zubereitet und eingenommen werden, wie z. B. als Teezubereitung aus den frischen oder getrockneten Kräutern oder als Zutaten (Sellerie, Liebstöckel, Petersilie, Thymian u. a.) in den Fastengerichten. Die Tees sollen während der Ziehzeit zugedeckt und das Kondenswasser sollte wieder in den Tee abgestreift werden, damit sich die ätherischen Öle nicht verflüchtigen. Eine weitere milde Form ist die innere und äußere Anwendung von diversen Hydrolaten, das sind aromatische Wässer, die bei der Wasserdampfdestillation von Pflanzenteilen mit ätherischen Ölen entstehen. Reine ätherische Öle sind hoch potente Wirkstoffe. Nur mit entsprechender fachlicher Expertise dürfen und sollen diese in PHYSIOLOGISCH gerechter, verdünnter Form für die jeweilige Indikation angewendet werden.

Generell gilt: „Weniger ist mehr!" Innere Anwendungen müssen von einem in der Aromatherapie erfahrenen Mediziner begleitet werden. Wirkungen, Nebenwirkungen und KONTRAINDIKATIONEN müssen ernst genommen werden. Nach gegenwärtigem Stand der Wissenschaften sollten allgemeingültige Aussagen zu den einzelnen Wirkungen von ätherischen Ölen nur mit Vorsicht getroffen werden, da individuelle Einflussfaktoren des Menschen, wie z. B. Erwartungshaltung, erlernte Reaktionsmuster und kulturelle Unterschiede das Wirkprofil erweitern und nicht vorhersehbar sind. Die Komplexität der Wechselwirkungen ist die große Herausforderung für den Therapeuten.[33]

Scharfstoffe bekämpfen Krankheitskeime

Wie ich hier am Schreibtisch in meiner Kräuterküche sitze, schaue ich mit Freude auf die in der letzten Zeit angesetzten Tinkturen. Darunter mischt sich die kräftig orange leuchtende Kapuzinerkresseblüten-Tinktur, mit der ich – so kann man fast sagen – eine Liebesbeziehung eingegangen bin. Sie ist *das* natürliche Mittel zur Abwehr von Krankheitserregern und damit verbundenen Erkältungskrankheiten und Harnwegsinfekten. Die vielen Vorträge in den letzten Jahren, an denen ich meistens an die acht Stunden am Stück rede, haben meine Stimmbänder ziemlich herausgefordert. Prophylaktisch starte ich deshalb zu den Vorträgen mit Schleimstofftees aus Eibischwurzel und -blüten, Malvenblättern und -blüten und Spitzwegerich, Salbei-Thymian-Sole-Sprays und Manuka-Honig (von Bienen von der australischen/neuseeländischen Südseemyrte geerntet). Vor drei Jahren allerdings hängte ich zu zwei Tagen Redezeit hintereinander noch ein Telefongespräch mit einer Freundin während meiner dreistündigen Fahrt nach Graz an. Dort angekommen ging das „Tratschen" mit den nächsten Freunden weiter, und das bis in die späten Nachtstunden hinein. Am nächsten Tag war meine Stimme am Ende. Trotz allem Bemühen brachte ich kein einziges Wort mehr heraus, so sehr hatten sich meine Stimmbänder entzündet. Nach einer Woche vollkommenem Schweigens und täglichen Krautwickeln um den Hals erhielt ich mit großer Erleichterung meine Stimme wieder zurück. Ich hatte meine Lehre daraus gezogen. Die Stimmbänder sind allerdings seit dieser Zeit besonders schnell gereizt. Zusätzlich entzünden sich die Mandeln, begleitet von starken Halsschmerzen. Eine dabei drohende Antibiotikaeinnahme konnte ich immer gerade noch verhindern.

Glück wird es weniger gewesen sein als vielmehr der Tipp meiner Freundin Julia für ein pflanzliches Arzneimittel[34] (= Phytopharmakon) mit **Kapuzinerkresse-/Kren-Extrakt**. Die darin enthaltenen **Senföle leisten mit Abstand den größten Beitrag für die Bekämpfung diverser Krankheitserreger**. Sobald sich Halsschmerzen oder eine Erkältung ankündigen und aus Nase und Hals sich grün-gelbliches Sekret löst, starte ich hoch dosiert mit diesen Extrakten. Nach vier Tagen ist in den meisten Fällen das Hauptübel überstanden und nach weiteren zehn Tagen mit geringerer Dosis wieder ein gesunder Zustand hergestellt. Das Präparat ist eines meiner **ersten Hausmittel bei Infekten jeglicher Art und kann bereits bei Kindern ab sechs Jahren** eingesetzt werden. Darüber hinaus sind Lauch- und Senföl liefernde Pflanzen täglich auf unserem Speiseplan und wir setzen jährlich unsere eigenen Kapuzinerkresse-, Gartenkresse- und Kren-Extrakte an. Vielleicht möchten auch Sie das **Rezept dazu (im Rezeptteil)** ausprobieren. Die schwefelhaltigen Scharfstoffverbindungen werden **in Alkohol, Sole- oder Öl-Extrakt stabilisiert. Beim Trocknen und Erhitzen verflüchtigen sie sich nämlich rasch und gehen schnell verloren.** Daher ist meine Empfehlung, **die frischen Pflanzenteile so schnell als möglich zu verarbeiten und zu verwenden, um dadurch einen hohen Wirkstoffgehalt zu gewährleisten.** Wo es möglich ist, sollten die Lebensmittel roh verwendet, und wenn notwendig, gedämpft werden. Das Kochwasser kann dann z. B. für die Zubereitung von Saucen weiterverwendet werden.

In den Zellen der Pflanzen sind die Senföle zur Stabilisierung an Glukose gebunden. Im Fachjargon werden Stoffe, die aus diversen Gründen von der Pflanze an Zucker gebunden werden, als Glykoside bezeichnet. Senfölglykoside kennt man auch unter der Bezeichnung Glucosinolate. Wird die Zellstruktur zerstört, z. B. durch Schneiden der Kapuzinerkresseblätter oder Reiben der Krenwurzel, spalten sogenannte Myrosinase-Enzyme aus den

Zellen der Pflanzen den Zucker ab, und die Senföle werden frei und wirksam. Eine Kollegin an der KF Universität Graz untersucht momentan in ihrer Dissertation die Zusammensetzung und Stabilität dieser Wirkstoffe, um die Anwendungen in der Pflanzenheilkunde daraufhin besser belegen und anwenden zu können. Senföle hemmen das Wachstum von GRAM-POSITIVEN und GRAM-NEGATIVEN Bakterien und machen die Umgebung auch für Viren und Pilze ungemütlich. Wissenschaftlich belegt ist sogar ihre Wirkung auf die in den letzten Jahren zunehmend gegen viele Antibiotika resistent gewordenen bedenklichen Keime, wie z. B. *Pseudomonas aeruginosa*, Methicillin-resistenten *Staphylococcus aureus* (MRSA) und ESBL-bildende Bakterien.[35,36] Hervorragende Wirkungen zeigen sie bei der Behandlung von Atemwegserkrankungen[37], Erkältungskrankheiten und Harnwegsinfektionen und erwiesen sich dabei als gleichwertig und besser verträglich gegenüber einer Standardtherapie mit Antibiotika[38].

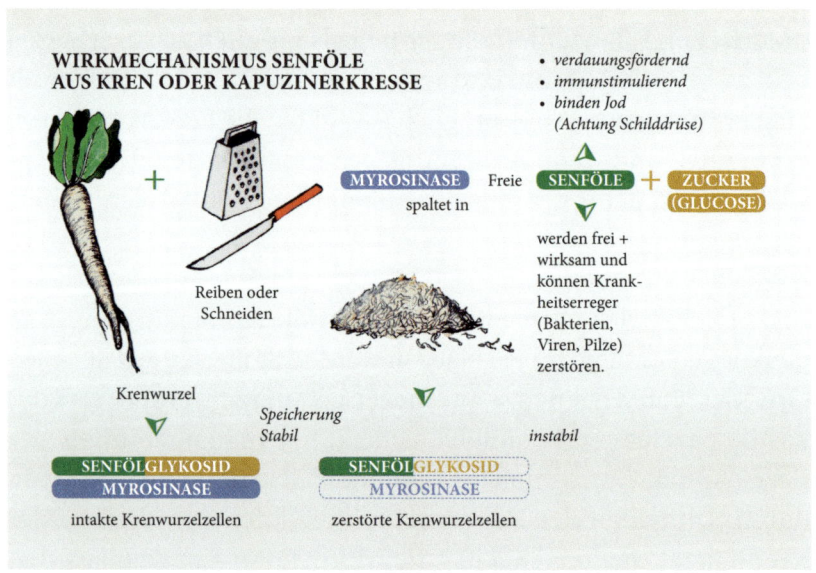

WIRKMECHANISMUS SENFÖLE AUS KREN ODER KAPUZINERKRESSE

- verdauungsfördernd
- immunstimulierend
- binden Jod
  (Achtung Schilddrüse)

MYROSINASE Freie SENFÖLE + ZUCKER (GLUCOSE)
spaltet in

werden frei + wirksam und können Krankheitserreger (Bakterien, Viren, Pilze) zerstören.

Reiben oder Schneiden

Krenwurzel

Speicherung
Stabil   instabil

SENFÖLGLYKOSID   SENFÖLGLYKOSID
MYROSINASE   MYROSINASE

intakte Krenwurzelzellen   zerstörte Krenwurzelzellen

Senföle fördern die Verdauung, indem sie die Drüsensekretion und die Magen-Darm-Motorik anregen und das unspezifische Immunsystem stimulieren. Im Dünndarm werden die Senföle rasch resorbiert. Die Zwischenprodukte, die im Stoffwechsel gebildet werden, können im Körper Jod binden. Früher, als zu Notzeiten im Winter viel Kohlgemüse als Hauptnahrungsquelle verzehrt wurde, entwickelte sich bei manchen Menschen ein sogenannter „Kohlkropf", weil es der Schilddrüse an freiem Jod mangelte. Dieses Phänomen tritt in der heutigen Zeit nur mehr dann in Erscheinung, wenn über längere Zeit große Mengen an senfölhaltigen Pflanzen gegessen werden. Selten einmal wird von Magen-Darm-Beschwerden bei der Einnahme aufgrund der Schleimhautreizung berichtet, die sich aber nach dem Absetzen wieder legen.

Achtung: Senfölhaltige Pflanzen und Präparate dürfen daher nicht bei Magen- und Darmgeschwüren, entzündlichen Nierenerkrankungen und von Kindern unter vier Jahren eingenommen werden. Die Einnahmedauer von Senfölpräparaten ist zeitlich begrenzt und soll vier bis sechs Wochen aufgrund einer möglichen Schleimhautreizung nicht überschreiten.

Uns steht eine breite Kräuterpalette für einen abwechslungsreichen, gesunden Speiseplan mit Senfölen zur Auswahl. Wir finden diese in Kreuzblütlern (*Brassicaceae*), Resedagewächsen (*Resedaceae*) und Kapuzinerkressegewächsen (*Tropaeolaceae*): Brunnenkressekraut (*Nasturtii herba*), Kapuzinerkressekraut (*Tropaeoli maji herba*), Krenwurzel (*Armoraciae rusticanae radix*), schwarze und weiße Senfsamen (*Sinapis nigrae semen und Sina-*

pis albae semen) sowie Kohlsprossen, Radieschen, Grünkohl, Karfiol, Gartenkresse (*Lepidium sativum*), Gartenrettich (*Raphanus sativus*), Rucola und Brokkoli (v. a. in den Keimlingen). Die Sulforaphane von Brokkolisprossen haben eine potente krebshemmende Wirkung. Epidemiologische Studien, bei denen Ernährungsgewohnheiten großer Bevölkerungsgruppen bezüglich des Krebsrisikos bzw. des Voranschreitens einer Krebserkrankung ausgewertet werden, zeigen, dass der häufige Verzehr von Brokkoli oder Karfiol (Blumenkohl) (3–5 Portionen in der Woche) krebsvorbeugende Wirkungen hat.[39]

Zwei der wohl wichtigsten Vertreter der Lauchgewächse sind der Knoblauch (*Allium sativum*) und der Bärlauch (*Allium ursinum*). Die schwefelhaltigen Verbindungen, darunter v. a. Alliin, welches durch das Enzym Alliinase zum instabilen, wirksamen Allicin verstoffwechselt wird, wirken ebenfalls gegen eine Bandbreite von Bakterien, Viren, Pilzen und Würmern. Frischer Knoblauchsaft hemmt in Laboruntersuchungen noch in einer Verdünnung von 1 : 125.000 das Wachstum verschiedener PATHOGENER (krankmachender) Bakterien. Die keimhemmende Wirkung nützt vor allem unserer Darmflora dahingehend, als dass nicht die guten Mikroorganismen, sondern die Fäulnis und Gärung verursachenden Bakterien und Pilze (*Candida albicans*) zerstört werden. Lauchöle fördern sogar die Wiederbesiedlung mit gesunden Darmbakterien und regulieren damit die Darmfunktionen. Sie wirken dabei entblähend und krampflösend. In METAANALYSEN – das sind statistische Zusammenfassungen von wissenschaftlichen Primäruntersuchungen, welche die praktische Relevanz einschätzen – ist die Senkung des Gesamtcholesterins und der Trigylzeridwerte lange schon wissenschaftlich bestätigt.[40,41] Eine weitere wichtige Wirkung zeigt sich in der Komplexbildung mit und der Ausleitung von Schwermetallen und der Anregung der Zirkulation von Blut und Lymphe. Lauchöle liefern dem Körper u. a. wichtigen Schwefel, den er z. B. zur Synthese von Glutathionperoxidase nutzen kann. Dieses Enzym ist Bestandteil der Abwehr von oxidativem Stress in der Zelle und aktiviert die körpereigenen Entgiftungsmechanismen.

Gewusst wie: Die empfohlene Tagesdosis Knoblauch beträgt 4 Gramm frische Knolle oder 1 Gramm getrocknetes Pulver als unterstützende Einnahme bei erhöhten Blutfettwerten und altersbedingten Gefäßveränderungen. Folgendes Rezept verspricht den unangenehmen Körpergeruch bei der Knoblaucheinnahme zu verhindern:

<u>Zubereitung:</u> 15 Knoblauchzehen mit 3 ganzen, unbehandelten Biozitronen mixen, abseihen und mit einem 1/2 Liter abgekochten und abgekühlten Wasser mischen. Davon 3–4 Wochen täglich 3 EL einnehmen.

<u>Aufbewahrung:</u> Am besten im Kühlschrank und lichtgeschützt lagern. Ob der Körpergeruch damit wirklich wegbleibt, soll jeder für sich herausfinden. Für mich wäre die Erhebung der Ergebnisse interessant!

Achtung: Bedenken Sie, dass eine starke und rasch entstehende Krankheit immer vom Arzt abgeklärt werden soll. Ein Arzt verordnet Ihnen nicht ohne Grund ein Antibiotikum und erkennt, wenn es ohne nicht mehr geht!

Natürliche Filter:
Schleimstoffe, Gerbstoffe, Heilerde

Diese Wirkstoffgruppen sind wahre Spezialisten in der Bindung von ENDOGENEN und EXOGENEN Giften. Sie binden vieles, was sich ihnen in den Weg stellt, und nehmen es mit auf ihrer Reise durch den Darm und aus dem Körper. Das macht sie auch zu besonderen Wirkstoffen für die Fastenzeit

Zudem werde ich eingangs erklären, was mit dem Begriff „Schlacken" in der Laienliteratur gemeint wird: Mein Chef meint dazu: „Schlacken fallen höchstens als Verbrennungsrückstand im Hochofen, aber nicht im Körper an!" Nun, damit hat er wieder Recht. Medizinisch gibt es diesen Begriff nicht. Richtiger ist, dass ausscheidungspflichtige „Stoffwechselendprodukte" anfallen. Damit meint man jene Produkte, die der Körper nicht mehr weiter verwerten kann und die ausgeschieden werden müssen. Dabei sind Leber, Nieren, Haut, Lunge, Lymphsystem und Darm behilflich. Stoffwechselendprodukte fallen in den Zellen bei der Umwandlung von Nahrungsbestandteilen und dem allgemeinem Zellstoffwechsel, also auch der Atmung, an. Darunter sind u. a. Kohlendioxid, Harnstoff, Harnsäure, Kreatinin, Ammoniak, Fettsäuren, Milchsäure, Ionen des Elektrolythaushalts (Natrium, Kalium, Calcium, Magnesium, Phosphat); je nach PHYSIOLOGISCHEN Bedarf werden sie im gesunden Zustand über ausgeklügelte zelluläre Mechanismen mithilfe der eben genannten Entgiftungsorgane wie selbstverständlich entsorgt. Gifte wiederum können Naturstoffe, Arzneimittel, Umweltchemikalien oder sonstige körperfremde Stoffe sein, die in relativ kleinen Mengen direkt oder nach Umwandlung im lebenden Organismus Funktionsstörungen (z. B. Beeinflussung von Enzymaktivitäten), Gesundheitsschäden (z. B. Zerstörung von Zellstrukturen) oder

Zelltod hervorrufen. Zu den anorganischen Giften werden u.a. Blei, Quecksilber, Thallium, Arsen und deren Verbindungen, Chromverbindungen, Blausäure und Cyanide oder Nitrite gezählt. Organische Gifte sind u.a. Ether, Oxalsäure, Chloroform und bestimmte Pestizide. Neben den „synthetischen" Giften existiert eine Reihe natürlicher pflanzlicher oder tierischer Gifte (Bakteriengifte, Pilzgifte). Alles in allem macht die Dosis das Gift, wie bereits Paracelsus schrieb. Weitere wichtige Einflussfaktoren sind der Angriffsort (z. B. Leber, Haut, Magen), die Einwirkdauer, Aufnahmefähigkeit und individuelle Empfindlichkeiten.[42]

Die „Entschlackung" bzw. „Entgiftung" ist zusammenfassend eine „(bio)-logische" Konsequenz, die im Körper automatisch abläuft und über die wir uns im gesunden Zustand normalerweise keine Gedanken machen. Gewisse Umstände (z. B. Erkrankung, Schwäche, Überlastung, Stoffwechselentgleisungen) können diese Funktionen allerdings beeinträchtigen. Dann kann es helfen – neben der Behebung der Ursachen – diverse Entgiftungsorgane in ihrer Funktion zu unterstützen und zu aktivieren. In gleicher Weise können wir durch regelmäßige Fasteneinheiten und Unterstützung sowie die AKTIVIERUNG der körpereigenen Reparaturmechanismen gesund bleiben und dem Entstehen von Krankheiten vorbeugen. Eine Auswahl natürlicher Methoden ist in diesem Buch beschrieben.

Im Primärstoffwechsel produziert die Pflanze u. a. Kohlenhydrate. Diese werden je nach Aufbau in Monosaccharide (Einfachzucker), Oligosaccharide (Mehrfachzucker) und Polysaccharide (Vielfachzucker) unterteilt. Einfachzucker (z.B. Fruktose, Glukose), sind sehr gut wasserlöslich und stellen für den Körper eine schnelle Energiequelle dar. Heilpflanzen, welche Schleime oder Pektine aus der Gruppe der Heteropolysaccharide enthalten, werden kurz auch als Schleimdrogen bezeichnet. Ihre Polysaccharide sind unlöslich in Wasser und lagern die Wassermoleküle unter Quellung ein. Im aufgequollenen Zustand haben die Pflanzenteile bzw. ihre extrahierten Schleime einen schützenden, absorbierenden Charakter, in welchem sie gelöste Substanzen wunderbar binden. **Dadurch bilden sie eine zusammenhängende Schutz- und Gleitschicht, die bei Hautschäden und Schleimhautläsionen entzündungsmildernd wirkt. Der Schutzmantel verzögert das Eindringen chemischer Substanzen und bindet Gase** (CO_2, Wasserstoff, Stickstoff, Methan, Ammoniak, Schwefel und andere Gärungsprodukte), **Bakterien und Stoffwechselendprodukte im Verdauungstrakt.** Damit sind Schleimdrogen wie geschaffen für die Fastenkur, um die Ausscheidung von Stoffwechselendprodukten, Giften und Erregern im Verdauungstrakt zu übernehmen und die Schleimhaut im Magen-Darm Trakt vor Säuren zu schützen. Bekanntestes Beispiel ist wohl der „geriebene Apfel", der sehr gerne auch zum „Fastenbrechen" (= Fasten beenden) eingesetzt wird. Besonders reich an Pektinen sind u. a. Zitrusfrüchte, Erdbeeren, Quitten, Vogelbeeren, Rüben und Feigen. Schleimstoffe, wie sie aus der Malve gewonnen werden, bringen einen trägen Darm in Schwung und verbessern die Verdauung.[43] Füll- und Quellstoffdrogen wie Leinsamen und Flohsamen sind zur Dauertherapie einer schonenden Regulierung einer chronischen Verstopfung als auch für die Bindung von überschüssigem Wasser und PATHOGENEN Keimen im Rahmen von Durchfall unterschiedlichster Genese geeignet. Sie lagern Wasser ein und quellen, ohne dabei Blähungen zu verursachen. **Von oberster Priorität ist das ausreichende Trinken von Flüssigkeit bei der Einnahme!**

Achtung: Bei Patienten mit Darmverschluss und Stenosen (Verengungen) im Bereich des Magen-Darm-Trakts in der Anamnese (Patientenvorgeschichte) dürfen Schleimstoffe nicht verwendet werden. Diabetiker seien auf eine Änderung ihres Blutzuckerspiegels während einer Flohsameneinnahme hingewiesen. Unter Umständen muss die Medikation vom behandelnden Arzt angepasst werden. Bei schwer einstellbarem Diabetes dürfen Flohsamen gar nicht in Verwendung kommen.

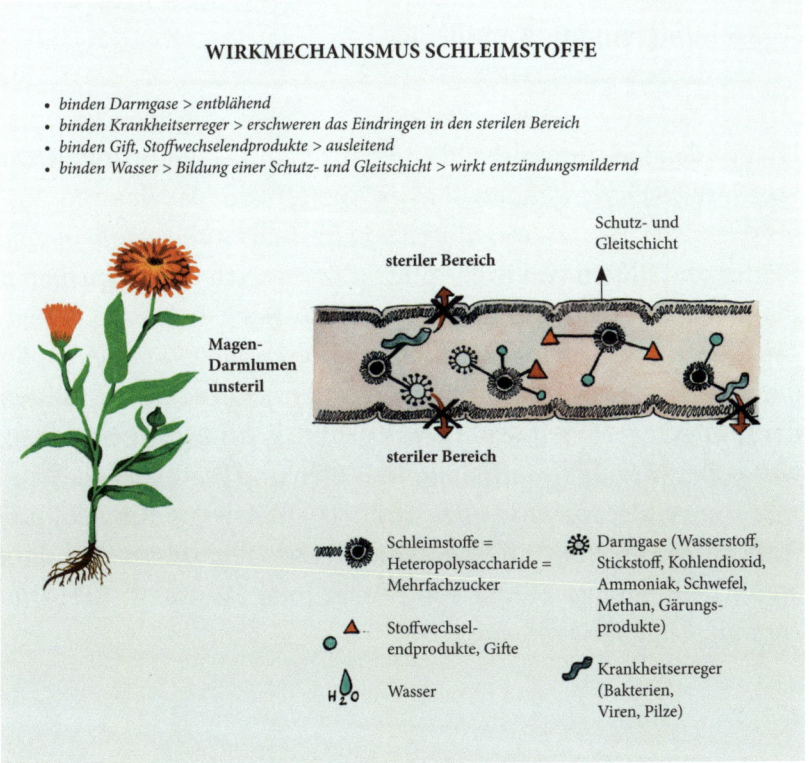

WIRKMECHANISMUS SCHLEIMSTOFFE

- binden Darmgase > entblähend
- binden Krankheitserreger > erschweren das Eindringen in den sterilen Bereich
- binden Gift, Stoffwechselendprodukte > ausleitend
- binden Wasser > Bildung einer Schutz- und Gleitschicht > wirkt entzündungsmildernd

Schutz- und Gleitschicht

steriler Bereich

Magen-Darmlumen unsteril

steriler Bereich

Schleimstoffe = Heteropolysaccharide = Mehrfachzucker

Stoffwechsel-endprodukte, Gifte

H_2O Wasser

Darmgase (Wasserstoff, Stickstoff, Kohlendioxid, Ammoniak, Schwefel, Methan, Gärungs-produkte)

Krankheitserreger (Bakterien, Viren, Pilze)

147

Gewusst wie: Die richtige Anwendung von Leinsamen:
Verdauung anregen, Darmschleimhautschutz, Sanierung
der Darmflora und Bindung von Bakterientoxinen im
Darm: 2–3 × täglich 1 EL unzerkleinerten, ganzen Leinsamen zusammen mit jeweils mindestens 250 ml Wasser einnehmen. Vorher nicht einweichen, damit die Quellung erst im Darm erfolgt.

Magenschleimhautschutz bei Gastritis: 2–3 EL geschroteten Leinsamen am Vorabend mit 1/4–1/2 Liter Wasser einweichen, am Morgen kurz aufkochen, die Leinsamen durch ein Sieb vom Schleim abtrennen und diesen körperwarm über den Tag verteilt trinken. Wirkt sehr gut in Kombination mit Kamillentee.

Hier finden Sie eine Auswahl an Pflanzen mit Schleimstoffen, die Sie für die Kur verwenden können: Blätter vom Apfelbaum (*Malus sylvestris*), Blätter und Blüten von Eibisch (*Althaea officinalis*), Blätter und Blüten von Breit- und Spitzwegerich (*Plantago major, Plantago lanceolata*), Kraut vom wilden Bockshornklee (*Trigonella foenum-graecum*), Früchte des Flohsamen (*Plantago psyllium L.*), Kraut des Isländisch Moos (*Cetraria islandica*), Blüten der Königskerze (*Verbascum densiflorum*), Früchte des Leinsamen, v. a. gelber (*Linum usitatissimum*), Blüten und Blätter sowie Wurzeln von Wilder Malve (*Malva silvestris*), Blüten von Ringelblume (*Calendula officinalis*), Blüten von Weißer Taubnessel (*Lamium album*), Blüten und Blätter von Winterlinde, Sommerlinde (*Tilia cordata, Tilia playtyphyllos*) u. a.

Gewusst wie: Damit die schleimenden Pflanzen im Tee ihre Wirkkraft voll und ganz entfalten können, müssen sie in kaltem Wasser 3–6 Stunden unter wiederholtem Umrühren ausgezogen werden. Heißes Wasser führt zu einer Wirkstoffverminderung! Nach 6–12 Stunden kann das Mazerat (Kaltwasserauszug) zu schimmeln beginnen. Daher immer frisch zubereiten und das Wasser vorher abkochen und vor der Verwendung zur Extraktion abkühlen lassen!

Eine weitere beeindruckende Wirkstoffgruppe sind die **Gerbstoffe**! In ihnen schlummern regelrecht verborgene Talente, und damit diese auch in Erscheinung treten können, ist die richtige Zubereitung von äußerster Wichtigkeit. Im Gegensatz zu den Schleimstoffen brauchen Gerbstoffe unbedingt **Kontakt mit heißem Wasser**. Das schadet nicht, sondern hilft bei der Extraktion. Und sie brauchen Zeit: Während für einen aktivierenden Schwarztee mit Coffein eine Ziehzeit von 2 Minuten ausreichend ist, muss man ihn für einen gerbstoffreichen Gehalt, etwa für einen Einsatz bei Durchfall, mindestens 15 Minuten stehen lassen. Gerbstoffe sind etwas träger und brauchen daher etwas länger. Kochen beschleunigt ihre Extraktion, soll aber über 10 Minuten nicht hinausgehen, denn sonst geht ihre Wirkung verloren. Gerbstoffe sind wie Schleimstoffe Substanzen, die mit umgebenden, gelösten Substanzen gerne Verbindungen eingehen. Aus diesem Grund haben viele Tees Ziehzeiten von unter 10 Minuten, damit die Wirkstoffe, wie Flavonoide oder Saponine, nicht wieder schwer lösliche Verbindungen mit den Gerbstoffen eingehen und dem Körper damit schwerer verfügbar gemacht werden. Woher kommt nun das herbe, zusammenziehende und trockene Gefühl, das sich überall im Mund in Sekundenschnelle ausbreitet, sobald man einen Schluck vom Gerbstofftee nimmt? Als wasserlösliche Verbindungen haben Gerbstoffe die Fähigkeit, Eiweiße aus den oberen Haut- und Schleimhautschichten zu fällen. Dieses Netz an unlöslichen Eiweißverbindungen verhindert das Eindringen und den Austritt von Substanzen. Über diesen Mechanismus ergeben sich die folgenden Wirkungen (äußerlich und innerlich):

- Bei der **Wundheilung** durch Wasserentzug, Festigung und Verdichtung von Gewebe und damit Schwellungsrückgang.
- Bei **Durchfall** durch Entzug von Bakterientoxinen, Flüssigkeit, Abdichtung der Schleimhaut.
- Zur **Linderung von Schmerz und Juckreiz** durch Abdichten von Hautnerven.
- Bei der **Keimhemmung** durch Herstellung eines ungünstigen Nährbodens für Bakterien, Viren und Pilze, und Hemmung der Anheftung von Viren an der Zelloberfläche – der empfindlichste Schritt der Virusverbreitung.
- Bei der **Alkaloid- und Schwermetallausleitung** durch Bildung unlöslicher Komplexe, die nicht mehr in Blut und Lymphe gelangen und über den Darm ausgeschieden werden.
- Bei der **Blutstillung** durch Abdichten der Gefäße, z. B. Aphten.

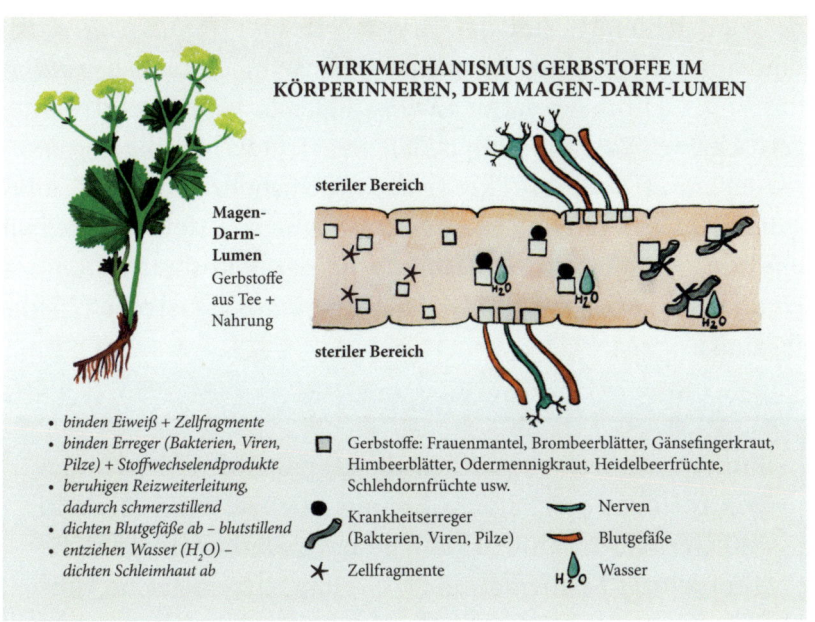

WIRKMECHANISMUS GERBSTOFFE IM KÖRPERINNEREN, DEM MAGEN-DARM-LUMEN

steriler Bereich

Magen-
Darm-
Lumen
Gerbstoffe
aus Tee +
Nahrung

steriler Bereich

- binden Eiweiß + Zellfragmente
- binden Erreger (Bakterien, Viren, Pilze) + Stoffwechselendprodukte
- beruhigen Reizweiterleitung, dadurch schmerzstillend
- dichten Blutgefäße ab – blutstillend
- entziehen Wasser (H_2O) – dichten Schleimhaut ab

☐ Gerbstoffe: Frauenmantel, Brombeerblätter, Gänsefingerkraut, Himbeerblätter, Odermennigkraut, Heidelbeerfrüchte, Schlehdornfrüchte usw.

● Krankheitserreger (Bakterien, Viren, Pilze)

✱ Zellfragmente

〜 Nerven

〜 Blutgefäße

H_2O Wasser

Gewusst wie: Bedenken Sie bei der Anwendung, dass Gerbstoffe verstopfen und Ekzeme und Schleimhäute stark austrocknen können. Aufgrund ihres „sauren" Charakters werden Sie sie bei einem empfindlichen Magen vermutlich besser bei gleichzeitiger Anwendung mit Schleimstoffen und Heilerde (1 TL auf 1/4 L Tee, im TEH® DarmFit-Pulver enthalten) vertragen. Zu viel an Gerbstoffen kann Erbrechen auslösen! Ihre Anwendung sollte nur kurmäßig und für einen bestimmten Zeitraum erfolgen, damit u. a. die Leber nicht in Mitleidenschaft gezogen.

Gerbstoffpflanzen, die im Rahmen der Fastenkur in Form von Tees, Pulver oder Frischpflanzen in diversen Gerichten verwendet werden können, sind u.a.: Brombeerblätter (*Rubus fruticosus*), Frauenmantel (*Alchemilla vulgaris*), Gänsefingerkraut (*Argentina anserina*), Himbeerblätter (*Rubus idaeus*), Heidelbeerfrüchte, getrocknete (*Vaccinium myrtilli fructus*), Odermennig (*Agrimonia eupatoria*) Essigrose (*Rosa gallica*), Schlehdornfrüchte (*Prunus spinosa*), Gundelrebe (*Glechoma hederacea*), Melisse (*Melissa officinalis*), Pfefferminze (*Mentha × piperita*), Rosmarin (*Rosmarinus officinalis*), Ysop (*Hyssopus officinalis*), Zistrose (*Cistus incanus*).

Ein Tipp für leidenschaftliche Wildkräutersammler/-innen von meinem geschätzten Freund Michael Machatschek: Mit **Gerbstoffkräutern** kann man wunderbar aromatische Tees mittels Fermentation (= Gärung, enzymatische Umwandlung organischer Stoffe) der Blätter herstellen.

Im Frühjahr während meiner Waldspaziergänge komme ich immer wieder an jungen Brombeer-, Erdbeer- und Himbeersträuchern vorbei. Für meinen Mann, der mich begleitet, ist es schon zur Routine geworden, dass wir nie mit leeren Händen wieder zu Hause ankommen. Wir finden immer etwas. Die Blätter sollen vor der Fruchtreife geerntet werden. Zuhause lasse ich die Blätter leicht antrocknen und zerdrücke sie mit einem Nudelwalker. Mit wenig Wasser bespritzt und in einem Leinentuch wie einen Strudel eingewickelt, werden sie in warmer Umgebung 24–48 Stunden zum „Schwitzen" gebracht. Danach trockne ich sie sorgfältig und schnell im Dörrapparat oder geöffnetem Backrohr bei 40 °C. Die Blätter sind nun braun und haben ein feines Rosenaroma entwickelt. Ausprobieren!

Die wichtigsten Aspekte bei der Anwendung der **Heilerde** will ich Ihnen nicht vorenthalten! Verzichten Sie auf anderes während der Fastenkur, aber nicht auf dieses wunderbar einfache Mittel! Denn ihr Aussehen und erdiger Geschmack punkten v. a. mit inneren Werten: Mit ihrem hohen Absorptionsvermögen bindet sie giftige Stoffwechselprodukte, Krankheitserreger, Darmgase, Cholesterin und Säuren. Der hohe Kieselsäuregehalt macht sie zu einer Schmeichlerin für Ihr Bindegewebe, Ihre Haut, Nägel und Haare. Die enthaltenen Ballaststoffe sind eine besondere „Futterquelle" für gute Darmbakterien und fördern ihre Vermehrung. Heilerde, auch unter der Bezeichnung Löss bekannt, setzt sich aus durch Eis, Wind und Wasser zermalmten Gesteinsarten zusammen und entstand während der letzten Eiszeit. Je nach Herkunft besteht sie u. a. aus Quarz, Feldspat, Kalkspat, Dolomit, Glimmer und Montmorillonit. Sie enthält Mineralstoffe wie z. B. Silizium, Eisen, Calcium, Magnesium, Kalium und Natrium und dazu einige besondere Spurenelemente wie z. B. Chrom, Kupfer, Zirkonium, Strontiun und Vanadium.

Gewusst wie: Während des Fastens verwenden Sie Heilerde in beschriebener Dosierung innerlich in Kombination mit Leinsamen, Pektin, Eibischwurzel und Kräuterpulver in Form des TEH® DarmFit-Pulvers (s. Rezeptteil und Bezugsquellen) oder besorgen sich ein entsprechendes Heilerde-Produkt aus der Apotheke.

Heilerde können Sie auch für die äußerliche Reinigung verwenden: 1 EL Heilerde mit etwas Ringelblumentee vermengen, sodass eine cremige Konsistenz entsteht. Zwei Tropfen ätherisches Lavendelöl zugeben, bei trockener Haut 1/2 TL Mandelöl oder Avocadoöl untermischen.

Als Gesichtsmaske auftragen und 10 Minuten einwirken lassen. Danach gut mit Wasser abwaschen und das Gesicht z. B. mit Rosenhydrolat oder -wasser besprühen.

Achtung: Halten Sie eine kurmäßige Anwendung ein! Bei Schleimstoff- und Gerbstoffdrogen sowie Heilerde kann es zu einer verminderten Resorption von Arzneistoffen, Vitaminen und Mineralstoffen kommen! Halten Sie bei der Anwendung mindestens einen Zeitabstand von zwei Stunden vor und nach einer Medikamenteneinnahme ein! Bei einem kürzeren Zeitabstand kann die Wirksamkeit der Medikamente vermindert sein!

Das gilt besonders bei Medikamenten mit enger THERAPEUTISCHER BREITE, wie z. B. oralen Antikoagulantien („Blutverdünner"), Herzglykosiden („Herzschwäche"), Antidiabetika, oralen Kontrazeptiva („die Pille"), Immunsuppressiva u. a. Klären Sie eine gleichzeitige Medikamenteneinnahme jeglicher Art mit einem Arzt /einer Ärztin ab!

Das Leben im Darm unterstützen

Eines ist klar: Bakterien waren lange vor uns Menschen auf der Erde. Den Menschen haben sie besiedelt, mitentwickelt und sind sozusagen ein soziales Gefüge mit ihm eingegangen, denn mit ihm und in ihm können sie sich wesentlich einfacher vermehren. Die Darmmikrobiota (die medizinische Bezeichnung der Darmflora) mit ihren 10^{14} Mikroorganismen nimmt einen beeindruckenden Stellenwert ein. Obgleich sie gerne als Terra incognita bezeichnet wird, konnte in den letzten Jahren dank intensiver Forschung viel mehr über ihre herausragenden Wirkmechanismen in Erfahrung gebracht werden. Dieses komplexe Ökosystem steht mittlerweile im Zentrum der Maßnahmen für die Aufrechterhaltung der Gesundheit. Inwieweit metabolische, d. h. stoffwechselbedingte Funktionen betroffen sind, werden uns die Forschungsergebnisse aktueller Studien in den kommenden Jahren vermutlich eröffnen.

Präbiotika sind Kohlenhydrate, die der menschliche Stoffwechsel nicht direkt verwerten kann. Unverändert wandern sie durch Magen und Dünndarm in den Dickdarm, wo sie von Laktobazillen und Bifidobakterien in Traubenzucker gespalten und als Nahrungsquelle genutzt werden. Außerdem entstehen Milchsäure, Essigsäure, Propionsäure und Buttersäure, welche ein schwach saures Milieu herstellen. Das fördert die Vermehrung guter Darmbakterien und verhindert, dass giftiger Ammoniak über die Darmwand in den Blutkreislauf gelangt und den Körper belastet. Ein natürliches Präbiotikum ist z. B. Inulin, welches u. a. in verschiedenen Laucharten, Löwenzahnwurzel, Wegwartenwurzel und Artischocken vorkommt.

Probiotika sind nach WHO-Definition lebende Mikroorganismen, die, wenn **in ausreichender Menge** verabreicht, dem Wirtsorganismus einen gesundheitlichen Nutzen bringen. Der Begriff fasst verschiedene Bakterienarten zusammen, die einer Fehlbesiedlung mit Darmkeimen entgegenwirken sollen und das Gleichgewicht der Darmmikrobiota beeinflussen

Probiotika („Pro bios" = „für das Leben") und Präbiotika helfen Ihnen, in und nach der Fastenzeit die Darmflora aufzubauen und zu stärken. Qualitativ hochwertige probiotische Präparate enthalten eine ausreichende Menge an Kombinationen aus guten, probiotischen Mikroorganismen, die nicht schon durch die Magensäure zersetzt werden. Am besten untersucht ist – neben den **Milchsäurebakterien (Laktobazillen und Bifidobaktieren)** und **Escherichia coli Nissle 1917** – die Hefe **Saccharomyces boulardii**, die einen unschlagbaren Vorteil gegenüber den anderen Kandidaten besitzt: Antibiotika können sie nicht zerstören.

Laktobazillen unterstützen den Darm bei der Spaltung von Proteinen in ihre Einzelbausteine, die Aminosäuren. Außerdem regen sie die Fresszellen (Makrophagen) als Teil des unspezifischen Immunsystems an. Wissenschaftliche Studien zeigen, dass Laktobazillen im Darm entzündungshemmend wirken und bei Verstopfung sowie Durchfall effizient eingesetzt werden können.[44] Außerdem erleichtern sie die Laktoseverdauung. Sie haben die Fähigkeit, Niacin (Vitamin B$_3$), Folsäure (Vitamin B$_9$) und Pyridoxin (Vitamin B$_6$) zu produzieren. Niacin beeinflusst den Cholesterinspiegel und die Triglyceridwerte positiv, worüber sich das Herz-Kreislauf-System freut.[45] Folsäure hat nicht nur in der Schwangerschaft eine wichtige Funktion für die Zellbildung und -entwicklung, sondern ist generell an der Zellteilung und allen Wachstums- und Heilprozessen beteiligt. Es hilft, das Homocystein, das im Proteinstoffwechsel anfällt und als Zellgift bekannt ist, abzubauen, und senkt im Alter das Risiko für Arterioskle rose. Pyridoxin hat eine wichtige Funktion im Aminosäurestoffwechsel, bei der Blutbildung und bei der Regulation des Wasserhaushaltes. **Bifidobakterien** besitzen die Fähigkeit zur Vitaminsynthese und bauen Zucker zu Essigsäure und Milchsäure ab. Damit senken sie den pH-Wert der Umgebung und hemmen die Vermehrung von Krankheitskeimen in Darm und Scheide. *Bifidobacterium bifidum* kommt u. a. in der Muttermilch vor und baut die Darmflora des Neugeborenen von Anfang an mit auf.

Grundsätzlich sind **Milchsäurebakterien** die wichtigsten an der Lebensmittelfermentation beteiligten Organismen. **Buttermilch, Joghurt, Käse, Molke, Sauerrahm, Sauerkraut, Salzgurken, Oliven, Rohwürste, Sauerteigbrot, zahlreiche Biersorten und selbst Weine** werden mit ihrer Hilfe fermentiert. Die im Stoffwechsel anfallende Milchsäure ist ein wichtiges Zwischenprodukt. Sie wird aufgrund ihrer unterschiedlichen physikalischen Eigenschaften in D(-)-linksdrehende und L(+)-rechtsdrehende Milchsäure unterschieden. In Pflanzen und Bakterien kommen beide Formen vor. Unser Körper produziert nur die rechtsdrehende Form, welche damit die für uns PHYSIOLOGISCH wertvollere ist. Die linksdrehende Milchsäure eliminiert unser Organismus langsamer, was zwar weniger bekömmlich, aber gesundheitlich unbedenklich ist. Säuglinge mit noch nicht ausgereiftem Stoffwechsel sollten im ersten Lebensjahr keine linksdrehende Milchsäure bekommen. Die „guten" Darmbakterien siedeln sich bevorzugt im von L(+) beherrschten, sauren Darmmilieu an. Sie erschweren das Wachstum PATHOGENER Keime.

Präbiotika sind unverdauliche Kohlenhydrate, also Ballaststoffe, welche die Nahrungsquelle für unsere guten Keime im Dickdarm darstellen. Basenbildende Nahrungsmittel wie Obst und Gemüse besitzen einen hohen Gehalt an löslichen Faserstoffen, welche von den Mikroorganismen genussvoll verzehrt werden. Inulin, ein Mehrfachzucker aus unverdaulichen Fruktoseeinheiten, senkt nicht nur den Lipoprotein- und Cholesterinspiegel und wirkt damit schützend auf die Gefäße, sondern dient als Nährstoff für Laktobazillen und Bifidobakerien. Die freuen sich besonders über **Wurzeln und Früchte von Korbblütlern (Wegwarte, Artischocke und Löwenzahn), Chicorée, Hafer, Knoblauch, Lauch, Pastinaken, Roggen, Schwarzwurzeln, Spargel und Topinambur.** Menschen, die viel Fleisch essen, zeigen höhere Keimzahlen von *Bacteroides* und geringere Mengen an Milchsäurebakterien und nützlichen *Escherichia coli* als jene, die sich vorwiegend vegetarisch ernähren. *Bacteroides*-Stämme können an Fäulnis und Kanzerogenbildung im Dickdarm beteiligt sein.[46]

Eine gesunde Darmflora

- ermöglicht eine regelmäßige Verdauung und steigert die Aufnahme wichtiger Mineralstoffe, Spurenelemente und Nährstoffe durch Verarbeitung löslicher Faserstoffe,
- begünstigt den Cholesterinstoffwechsel,
- ist wichtiger Partner des Immunsystems und stimuliert dieses,
- hat einen wichtigen Stellenwert bei der Produktion von SEROTONIN als wichtigem Botenstoff,
- schützt vor entzündlichen Allergien, Darmerkrankungen, Darminfektionen, Darmkrebs und Harninfektionen.

Gewusst wie: Während der Fastenkur kommen die **guten Mikroorganismen für die Darmflora aus dem Sauerhonig** und dem **Brotgetränk**. Sauerhonig wird aus Essig, darin ausgezogenen Kräutern und Honig hergestellt. Brotgetränk wird aus Wasser und Vollkornbrot hergestellt. Während des Gärvorganges entsteht Milchsäure aus Milchsäurebakterien. **Milchprodukte wie Joghurt mit lebenden Bakterienkulturen und Molke** spielen nach den Kurtagen wieder eine wichtige Rolle. Im Rahmen einer Darmsanierung eignen sich aber vor allem zusammengesetzte Multispezies-Präparate mit präbiotischen Hilfsstoffen, die Sie mit den für den Darm wichtigen Kulturen versorgen. Standardisierte, geprüfte und hochwertige Qualität bekommen Sie mit Produkten aus der Apotheke.

Achtung: Für alle Probiotika gilt, dass sie **mindestens 4 Wochen** regelmäßig eingenommen und **vor dem Mindesthaltbarkeitsdatum** aufgebraucht werden müssen, um einen ausreichenden Effekt zu erzielen! Das gilt auch für den Sauerhonig und das Brotgetränk!

Freie Radikale fangen

Wenn ich in meinen Kursen die präsenten Fragen: „Was sind freie Radikale?", „Wofür stehen Antioxidanzien?" stelle, blicke ich oft in fragende Gesichter. Zuerst Schweigen. Dann kommen von wenigen Teilnehmern doch noch einzelne Schlagwörter. Insgesamt herrscht jedoch eher Ratlosigkeit. Was steckt hinter diesen „Dauerbrennern" der Gesundheitsmedien und inwieweit ist die Anwendung von Antioxidanzien berechtigt oder zu hinterfragen?

Meine Tochter liebt Beeren jeglicher Art. An manchen Tagen, wenn wir viel in der Natur unterwegs sind, sind der Mund und die Hände blau-rot-violett ummalt; zu gerne haben wir von den Himbeeren, Brombeeren, Erdbeeren, Heidelbeeren, Aroniabeeren und Johannisbeeren genascht. Und das ist gut so. Im Hochsommer lassen wir alljährlich für die obligate Hollerbeeren- (oder Holunderbeeren-)Ernte alles liegen und stehen, denn der Wert dieser Früchte ist sondergleichen hoch. Haben Sie schon einmal Hollerbeeren-Wein probiert? Die Inhaltsstoffe dieser und anderer Pflanzen und Früchte, die blaue, rote und/oder violette Farbpigmente aufweisen, schützen unsere Zellen vor *oxidativem Stress*. In den Zellkraftwerken, den sogenannten Mitochondrien, wird bei der Zellatmung die Energie aus Kohlenhydraten, Fetten und Eiweißen zusammen mit Wasser und Sauerstoff in den Zellenergieträger ATP (Adenosin-Tri-Phosphat) umgewandelt. Wieder andere Enzyme in den Endothelzellen – sie kleiden die innerste Wandschicht von Blut- und Lymphgefäßen aus – sorgen für die Aufrechterhaltung ihrer Funktion. Makrophagen, besser bekannt als die Fresszellen des unspezifischen Immunsystems, schützen unseren Körper vor ungewollten Eindringlingen. Allen diesen metabolischen Abläufen gleich sind sauerstoffabhängige Redoxreaktionen, welche zur Bildung von sogenannten *Reaktiven*

Sauerstoffspezies, kurz ROS, führen.[47] Diese werden gerne als „freie Radikale" bezeichnet, weil diesen instabilen, sauerstoffhaltigen Molekülen ein Elektron fehlt. Auf der Suche nach dem fehlenden Elektron gehen sie besonders reaktiv mit ihrer Umgebung um. Die Angriffspunkte diverser ROS können dabei unspezifisch und spezifisch sein. Generell versuchen sie, ihre Stabilität auf Kosten intakter Körperzellen wieder herzustellen. Dabei bedienen sie sich u. a. an Zellmembranen, Enzymen, unserer Erbinformation (der DNA) und fördern dabei die Zellalterung. Das „bestohlene" Molekül, dem nun seinerseits ein Elektron fehlt, wird dabei selbst zum freien Radikal. Um die entstandene Elektronenlücke zu füllen, begibt es sich ebenfalls auf die Suche nach einem Elektron und setzt damit eine Kettenreaktion in Gang. Übersteigen diese Oxidationsreaktionen das normale Maß, werden sie zum **„oxidativen Stress"** für den Organismus. Zellmembranschäden an ENDOTHEL oder Muskeln können die Zellfunktionen beeinträchtigen und zum Zelltod führen, eine unkontrollierte Zellteilung kann zu entarteten Zellen und damit in weiterer Folge zu Krebszellen führen, REZEPTOREN an der Zelloberfläche können zerstört werden und damit gehen wichtige Mechanismen zur Kommunikation der Zellen verloren.

Wissenschaftler vermuten daher eine **Beteiligung von freien Radikalen bei der Entstehung vieler Erkrankungen wie z. B. Arteriosklerose, Autoimmunerkrankungen, Krebs, Rheuma und neurodegenerative Erkrankungen wie z. B. Alzheimer.** Blutgefäße werden angegriffen, was **Bluthochdruck und Herz-Kreislauf-Erkrankungen** begünstigen kann. Feine Blutgefäße in den Augen degenerieren, dadurch wird die Netzhaut weniger versorgt und die **Sehkraft** kann sich **reduzieren.** Je höher die Energieproduktion im Körper ist, umso mehr freie Radikale entstehen. Übermäßige körperliche Überanstrengung, darunter

Sport, und Stress, erhöht ebenfalls die Belastung mit ROS. Unser Immunsystem produziert die angriffslustigen Moleküle aber auch zu unserem Nutzen, z. B. um Krankheitserreger wie Bakterien oder Viren auszuschalten und Entzündungen zu bekämpfen. Entscheidend für die Freie-Radikal-Last ist die Menge der „künstlichen", äußeren Einflussfaktoren, allen voran Zigarettenrauch, Luftverschmutzung, Rückstände aus Pflanzenschutzmitteln, radioaktive und elektromagnetische Strahlung, Alkohol, diverse Medikamente, trans-Fettsäuren (s. dazu Kapitel Omega-3- und Omega-6-Fettsäuren) u. a.

Unser Organismus bekämpft den oxidativen Stress mit sogenannten Antioxidanzien. Das sind sozusagen die freiwilligen Helfer des Zellstoffwechsels. Zur Neutralisierung geben sie entweder ein Elektron ab oder unterstützen unsere Enzymsysteme bei der Entgiftung. Es gibt körpereigene, wie z. B. Glutathion, Melatonin, Coenzym Q10, und jene, die der Körper aus der Ernährung verwertet: Omega-3-Fettsäuren, Vitamine (A, C, E), Mineralstoffe, Spurenelemente (Eisen, Selen, Zink), Enzyme (Bromelain, Papain aus Ananas und Papaya) und **sekundäre Pflanzenstoffe**, zu welchen die **oligomeren Proanthocyanidine OPC, Polyphenole, Carotinoide, Lauchöle und Senföle** zählen.

OPC kommen in besonders hoher Konzentration in Traubenkernen und den Schalen von Früchten vor. Zur Gruppe der **Polyphenole** gehören u. a. Flavonoide, Procyanidine, das Stilbenderivat Resveratrol und Phenolsäuren. Anthocyane sind jene Untergruppe der Flavonoide, die Früchten, Blüten und Schalen einen blauen bis violetten Farbstoff verleiht, darunter **Äpfeln (v. a. in der Schale), Himbeeren, schwarzen Hollerbeeren, Johannisbeeren, Maulbeeren, Heidelbeeren, Aroniabeeren, blauen Weintrauben, Kirschen, Melanzani** u. a. Isoflavone sind eine weitere Untergruppe, die in **Leinsaat, Hanf, Hafer und Soja** reichhaltig vorhanden ist und besser unter der Bezeichnung Phytoöstrogene bekannt ist. Die Polyphenole sind auch jene sekundären Pflanzeninhaltsstoffe, welche **Kakaobohnen und Kaffeebohnen** so wertvoll machen und ihrem „gesunden" Genuss v.a. seine Berechtigung geben. Eine METAANALYSE zu Effekten von Genuss von Kakao-Produkten und dunkler Schokolade zeigte eine signifikante Senkung von LDL und Gesamtcholesterin.[48] Eine Studie der American Chemical Society zeigte, dass das Kakaopulver in dunkler Schokolade die guten Bakterien, wie Bifidobakterien und Laktobazillen, im Darm vermehrt und entzündungshemmende Wirkungen zeigt.[49] Polyphenole aus der Apfelschale hemmen das Wachstum von Darmkrebs- und Leberkrebszellen.[50] Resveratrol im Speziellen erhöht die Aktivität von Sirtuinen (Enzyme, die im Körper mit der Regulation von Alterungsprozessen, Genen, dem programmierten Zelltod und Stressresistenz in Verbindung gebracht werden). Dadurch werden Signaltransduktionswege (Prozesse, welche äußere Zellreize in innere umwandeln) beeinflusst und es kommt zur veränderten Regulation von GENEXPRESSIONEN. Diese Mechanismen beeinflussen die Gesunderhaltung des Gewebes und verzögern die Zellalterung. Das Polyphenol Kurkumin, enthalten in der **Gelbwurz**, beeinflusst Faktoren **günstig**, die **bei Tumorüberwachung und entzündlichen Prozessen** mitwirken. Außerdem zeigt es besondere neuroprotektive Wirkungen. Dabei werden **Nervenzellen und -fasern vor dem Absterben bewahrt und hemmen die Bildung von Amyloid-Plaques, was zu Alzheimer führen kann.**[51,52] Gleiches wurde auch für die Flavanole aus den Kakaobohnen bestätigt.[53] **Grüntee**-Extrakte enthalten das Polyphenol Epigallocatechin (EGCG) in hohen Konzentrationen. Dieses vermindert in Laboruntersuchungen in Zellmodellen die Entstehung von Amyloid-Plaques. Die Grundstruktur von EGCG dient derzeit auch der Weiterentwicklung von Arzneistoffen für die Behandlung neurodegenerativer Erkrankungen.[54] Unklarheit besteht allerdings noch darin, inwieweit diese Polyphenole die Blut-Hirn-Schranke überwinden können und direkt im Körper wirken.

Aus der Reihe der **Carotinoide** kennen wir **Beta-Carotin, Lutein und Zeaxanthin als Schützer der Netzhaut in unserem Auge sowie Lycopin**, welches v. a. in **gereiften Tomaten** enthalten ist und besonders nach dem **Kochen derselben** vom Körper gut aufgenommen werden kann. Es ist hitzestabil.

Als essenzieller Enzym-Helfer unterstützt **Coenzym Q10** die an der Atmungskette beteiligten Enzyme in den Mitochondrien. Fehlt es an Coenzym Q10, kann die Energieversorgung mit ATP beeinträchtigt sein. **Natürliche Quellen sind Sesamöl, junger Spinat und Nüsse.** Coenzym Q10 ist sehr lichtempfindlich. Die Aufnahme kann hier v. a. durch Einnahme von Nahrungsergänzungsmitteln verbessert werden.

Dass ROS bei der Entstehung von Krankheiten und dem Alterungsprozess eine entscheidende Rolle spielen, ist unumstritten und mehrfach wissenschaftlich belegt. Trotzdem kann die generelle Nahrungsergänzung mit Antioxidanzien, wie z. B. hoch dosiertem Selen mit regelmäßig 200 µg täglichen oder Vitamin E ab 200 I.E. täglich, über eine kurmäßige Anwendung hinaus nicht empfohlen werden. Bei einem diagnostizierten Selenmangel ist die zeitlich begrenzte Supplementierung in jedem Fall ratsam. Studien der letzten Jahre, welche den Effekt von Vitamin E, Beta-Carotin und Selen auf die Vorbeugung diverser Erkrankungen untersucht haben, haben allerdings gezeigt, dass hoch dosierte Antioxidanziengaben bei Patienten ohne effektiven

Mangel die Prognose sogar verschlechtern können. Die SELECT-Studie wurde frühzeitig abgebrochen, da Studienteilnehmer mit hoch dosiertem Vitamin E sogar ein höheres Risiko für Prostatakrebs zeigten, um nur eine zu nennen (s. auch CARET-Studie bei Rauchern). Mit hoch dosiertem Selen stieg die Zahl der Diabetes-Erkrankten. Dieser Trend wurde auch in weiteren groß angelegten Studien bestätigt.[55,56] Eine 2015 in Schweden publizierte randomisierte, doppelblinde placebokontrollierte Studie ergab wiederum eine 50%ige Risikoreduktion für die kardiovaskuläre Mortalität unter vierjähriger Einnahme von 200 mg Coenzym Q10 und 200 µg Selen täglich nach einer zehnjährigen Beobachtungszeit.[57]

Seit mehr als 15 Jahren nun werden die Effekte von Antioxidanzien, vor allem in der hoch dosierten Nahrungsergänzung, intensiv erforscht. Zu sehr erhofft man sich die lebensverlängernden Erfolge. Bis dato hat sich dieser Erfolg aber noch nicht eingestellt, und die Ergebnisse der Studien sind kontrovers.[58] Der Entstehungsmechanismus einer Arteriosklerose ist viel zu komplex, als dass die alleinige Gabe von Antioxidanzien diese aufhalten würde.[59] Über Sinn und Unsinn antioxidativ wirksamer Nahrungsergänzungsmittel wird heftig diskutiert.[60] Eine pro-oxidative Wirkung, d. h. die Entstehung freier Sauerstoffradikale fördernd, bei Überdosierung steht dabei im Raum. Das würde heißen, dass das Antioxidans selbst zum freien Radikal wird und den oxidativen Stress für die Zellen sogar erhöhen kann. Unklarheit gibt es bislang auch über die Stabilität, die Resorptionsfähigkeit und die Wirkung der im Körper gebildeten Zwischenprodukte. Wie auch immer die Ergebnisse sind und in Zukunft sein werden – uns muss klar sein, dass ROS im Körper nicht ohne Grund entstehen! Wasserstoffperoxid (mit seiner instabilen Peroxidverbindung) z. B. übernimmt wichtige Aufgaben bei der Zellkommunikation und fördert das metabolische Gleichgewicht. Nicht umsonst hat der Körper im Verlauf der Evolution eigene antioxidative Mechanismen und Stoffe entwickelt, die einen Großteil der oxidativen Last abpuffern, jedoch ein klein wenig auch belassen. Demnach liegt für mich die Vermutung nahe, dass es am sinnvollsten für unseren Körper ist, wenn wir diese Wirkstoffe im natürlichen Verbund aufnehmen. Der Synergismus der enthaltenen Wirkstoffe wirkt im jeden Fall in einem sichereren Bereich als hoch dosierte Einzelgaben. Der Verzehr polyphenolreicher Obst- und Gemüsesorten hat ein hohes gesundheitsförderndes, nervenzellschützendes Potenzial[61,62,63], wobei in der Vielfalt die höchste Priorität liegt. Präparate, die auf einen standardisierten Polyphenolgehalt eingestellt sind, sind maximal für jene anzuraten, welche die empfohlenen „fünf Teile Gemüse und Obst am Tag" nicht einhalten können.

Auf ein besonderes, antioxidatives Naturprodukt – hergestellt von der toskanischen Fattoria La Vialla – möchte ich hinweisen. In OliPhenolia® werden natürlich-biologische, flüssige Extrakte aus dem Vegetationswasser und den Pressrückständen aus der Olivenöl- und Traubenernte verwendet, die das Zwanzigfache an Polyphenolen im Vergleich zum Öl enthalten. Die Europäische Behörde für Lebensmittelsicherheit hat anerkannt, dass bei einer täglichen Aufnahme von mindesten 2 mg Hydroxytyrosol die im Olivenöl enthaltenen Polyphenole zum Schutz vor oxidativem Stress beitragen und die LDL-Fraktion binden sowie vor oxidativen Schäden schützen können.[64] Aufgrund des hohen Gehalts an Hydroxytyrosol (ein hundertfach stärkeres Antioxidans als Vitamin C!) und anderen Polyphenolen wurde dieser Extrakt in einer Studie[65] zu den Auswirkungen auf die ANGIOGENESE (Wachstum von Blutgefäßen) von Tumorzellen im Labor untersucht, mit beachtlichen Ergebnissen: Tumorzellen wurden in ihrem Wachstum gehemmt. Ein innovatives Produkt, das mich begeistert hat.

Empfohlen wird die Einnahme von 25 ml dieser Suspension zweimal täglich unabhängig von den Mahlzeiten in einem 16-Tage-Zyklus, der drei- bis viermal im Jahr wiederholt wird.

Da während der Fasteneinheiten die oxidative Belastung für den Körper erhöht ist, verweise ich an den jeweiligen Tagen auf die Zufuhr von entsprechenden Obst- und Gemüsesorten mit besonders guter Polyphenolzusammensetzung. Auch nach den Fastentagen empfehle ich die regelmäßige Aufnahme von frischen, biologischen, regionalen und saisonalen Obst- und Gemüsesorten auf den individuellen Speiseplan. Ihre antioxidativen Wirkstoffe schützen unsere wertvollen Zellen vor dem Altern und halten das Immunsystem auf Trab!

„Jeder, der sich die Fähigkeit erhält,
Schönes zu erkennen, wird nie alt werden."
(Franz Kafka)

Wie Nahrungsfette Körper und Geist beeinflussen

Butter aufs Honigbrot, Olivenöl über die italienische Pasta, Kokosöl für die veganen Gemüselaibchen, Sonnenblumenöl für den Ölkuchen, Kürbiskernöl über den Salat oder sogar das Eis, Butterschmalz fürs Wiener Schnitzel, Rapsöl für die Palatschinken, Leinöl in den Morgenbrei usw. – Fette sind unsere täglichen Begleiter in der Küche und beim Essen. Der Energiegehalt lässt sich einfach über die Menge der zugeführten Fette ermitteln. Bei der Entscheidung für das „richtige" Fett wird es dann schon schwieriger. Dieser kurze Einblick in die Welt der Fette soll Ihnen deren ausgewählten Einsatz während des Fastens und im Allgemeinen näher bringen sowie zu einem besseren Verständnis der Bedeutung der Nahrungsfette für Ihren Körperstoffwechsel beitragen.

Zu Beginn machen wir einen kurzen Ausflug in die Chemie: Fette sind gekennzeichnet durch ein gemeinsames chemisches Grundgerüst. In der Fachsprache werden sie als Triglyceride bezeichnet und setzen sich aus einem Molekül Glyzerin und drei Fettsäuremolekülen zusammen. Diese Fettsäuren können gesättigt, einfach ungesättigt und mehrfach ungesättigt sein, je nach Anzahl der Doppelbindungen zwischen den Kohlenstoffatomen ihrer chemischen Struktur. **Mehrfach ungesättigte Fettsäuren** werden in **Omega-3-Fettsäuren** (Alpha-Linolensäure, Eicosapentaensäure (EPA), Docosahexaensäure (DHA)), **Omega-6-Fettsäuren** (Gamma-Linolensäure, Linolsäure, Arachidonsäure) und **Omega-9 Fettsäuren** (Ölsäure) eingeteilt. Ein besonderes **Merkmal der ungesättigten Fettsäuren** ist ihre **räumliche Anordnung**, denn diese entscheidet u. a. darüber, was der Körper mit ihnen macht: In der Fachsprache wird die Anordnung entweder als „cis" oder „trans" bezeichnet. Je mehr cis-Anordnungen eine Fettsäure aufweist, desto geringer ist ihr Schmelzpunkt. Die trans-Anordnungen wiederum erhöhen den Schmelzpunkt. Diesen Effekt nutzt man z. B. bei der Margarineherstellung, bei welcher flüssige, pflanzliche Öle durch Einbringen von trans-Anordnungen künstlich gehärtet (d. h. verfestigt) werden. Trans-Fettsäuren werden ebenfalls beim Erhitzen von Ölen bzw. Fetten bei hohen Temperaturen gebildet und entstehen interessanterweise auch auf natürlichem Weg, z. B. bei der bakteriellen Fermentation im Pansen von Wiederkäuern. Sie sind damit in geringen Mengen in Milchprodukten, Rinder- und Schaffett enthalten.

Gesättigte Fettsäure, cis- und trans-Fettsäure – ihre physiologischen Unterschiede

Die Unterscheidung cis-Fettsäuren von gesättigten Fettsäuren und trans-Fettsäuren ist deshalb für uns von Interesse, weil die räumliche Anordnung der Fettsäuremoleküle – PHYSIOLOGISCH betrachtet – auch Auswirkungen auf die Beweglichkeit von biologischen Membranen der Zellen hat. Diese Membranen bestehen nämlich nicht nur aus dem Eiweiß, sondern auch aus den Fetten bzw. LIPIDEN, mit denen wir unseren Körper „füttern". Entsprechende Fließeigenschaften sind z. B. wichtig für die Funktionstüchtigkeit von Enzymen und das Zellwachstum. Cis-Fettsäuren sind deshalb so gesund, weil sie die Struktur der Zellmembranen „lockerer" machen. Damit wird eine ausreichende Fließfähigkeit für Fette, Eiweiße und andere Stoffe durch diese Membranen ermöglicht. Gesättigte Fettsäuren und trans-Fettsäuren sind deshalb ungesünder, weil sich bei ihrer räumlichen Anordnung die Fettsäuren enger aneinander anlagern können. Damit wird das Gewebe dichter und in seiner Bewegung eingeschränkter, sozusagen „starrer". Man nimmt an, dass dieser Effekt die Entstehung einer **Arteriosklerose** begünstigen kann.

Fett ist nicht gleich Fett. Tatsache ist, dass 1 Gramm Fett in etwa doppelt so viel Energie wie 1 Gramm Eiweiß oder 1 Gramm Kohlenhydrate liefert und sich damit beim Abnehmen höchst unbeliebt macht. Bestimmte Bestandteile der Fette sind allerdings wichtige Bau- und Nährstoffe, die für den Körper unverzichtbar sind. Damit ist die **Qualität der Nahrungsfette** in Bezug auf die Zusammensetzung der Fettsäuren **von entscheidender Bedeutung**, denn Fette erfüllen eine Reihe **wichtiger biologischer Funktionen:**

- Neben der Energielieferung transportieren sie die fettlöslichen Vitamine A, D, E und K aus unserer Nahrung.
- Sie sind Bestandteile von Zellen und deren Membranen sowie den Signalmolekülen und Gewebehormonen unseres Körpers und beteiligen sich an verschiedenen Prozessen, wie z. B. an der Entwicklung des Nervensystems und an Entzündungsreaktionen.
- Als Triglyceride gespeichert versorgen sie den Körper mit Energie auf Abruf.
- Ein paar Fettpölsterchen sind zum Schutz lebenswichtiger Organe und zur Wärmeisolierung unabdingbar.
- Nicht zu vergessen ist die wichtige Rolle der Fette als Geschmackträger für unsere Gaumenfreuden!

Aus diesen und noch vielen anderen Gründen kann der Körper gesättigte und einfach ungesättigte Fettsäuren selbst herstellen. Keine Angst! Daran werden wir nicht „fett", denn der Körper macht das in natürlicher Art und Weise aus den eben erwähnten Gründen. Dem menschlichen Körper fehlen allerdings die Enzyme zur Herstellung von **Linolsäure (Omega-6-Fettsäure)** und **Alpha-Linolensäure (Omega-3-Fettsäure).** Daher müssen diese mit der Nahrung zugeführt werden, d. h., sie sind „essenziell". Beides sind **mehrfach ungesättigte Fettsäuren**, die im Körper

– trotz ihres ähnlichen Bauplanes – unterschiedliche Funktionen erfüllen. Die **Alpha-Linolensäure** und die **Linolsäure** werden in unserem Körper von einem Enzym – der Delta-6-Desaturase – in aktive Baustoffe für den Zellstoffwechsel umgewandelt: Die **Alpha-Linolensäure** wird zu **Eicosapentaensäure (EPA)** und **Docosahexaensäure (DHA)** umgebaut. Diese beiden wirken sich **günstig auf Körperfunktionen wie das Immunsystem, die Blutgerinnung, den Blutdruck und die Herzfrequenz aus und sind essenzielle Bestandteile u. a. der Zellmembranen von Zellen im Gehirn, dem zentralen Nervensystem und der Netzhaut.** Einen hohen Gehalt an Alpha-Linolensäure weisen pflanzliche Öle wie **Lein-, Hanf-, Raps- und Walnussöl** auf. Erst durch Einwirken von Enzymen entstehen daraus DHA und EPA.

Da **DHA** und **EPA direkt in Kaltwasserfischen** (Makrele, Hering, Thunfisch, Lachs und heimische Fische wie z. B. Saibling oder Wels) und Algen enthalten sind und nicht erst durch Enzyme in für den Körper verwertbare Stoffe umgewandelt werden müssen, sind sie aus ernährungsphysiologischer Sicht besonders wertvolle Nahrungsbestandteile. Eine **regelmäßigen Zufuhr von DHA**[66] **und EPA kann den geistigen Abbau vorbeugen und die Leistungen des Gehirns verbessern.** Die American Heart Association empfiehlt außerdem die tägliche Einnahme von etwa **1 Gramm eines Gemisches aus DHA und EPA für die Vorbeugung von Herz-Kreislauf-Erkrankungen.**

Die Linolsäure baut der Körper zu **Gamma-Linolensäure** und **Arachidonsäure** um. Diese sind wichtige Ausgangsmoleküle für eine Vielzahl von Signalstoffen. Aus ihnen werden weitere Botenstoffe gebildet, die – jeder für sich – **lebensnotwendige Aufgaben, z. B. bei der Regulation von Entzündungen, Blutgerinnung, Blutdruck und Schmerz,** haben. Zwei aktuelle Studien bestätigen, dass ein höherer Anteil an Linolsäure anstelle gesättigter Fettsäuren in der Ernährung das Sterberisiko und die Rate koronarer Herzerkrankungen senken kann.[67,68] Omega-6-Fettsäuren sind **in pflanzlichen Ölen (z. B. Maiskeimöl, Sonnenblumenöl, Kürbiskernöl), Milchprodukten, Fleisch und Muttermilch** enthalten. Besonders wertvoll sind die Linolsäure und die Gamma-Linolensäure aus dem **Samenöl von Nachtkerzen, Borretsch, Hanf und schwarzer Johannisbeere.**

Unter besonderen Umständen (genetischer Defekt, Stoffwechsel- und Lebererkrankungen, Virusinfektionen u. a.) kann **die Aktivität der Delta-6-Desaturase eingeschränkt** sein. Dieser Enzymdefekt kann **Neurodermitis, Schuppenflechte, trockene Haut, allergisches Asthma, Hyperaktivität bei Kindern, rheumatoide Arthritis** u. a. begünstigen und **zu Konzentrations- und Lernschwierigkeiten** beitragen. Personen mit einer solchen **Einschränkung profitieren von einer regelmäßigen Einnahme von EPA und DHA aus Fischölen.** Deren Vorteil liegt darin, dass sie nicht auf die Verstoffwechselung durch Enzyme angewiesen sind und der Körper sie direkt verwerten kann. Gleiches gilt für die Gamma-Linolensäure aus dem **Samenöl von Nachtkerzen, Borretsch, Hanf und schwarzer Johannisbeere.** Daher werden diese Öle als Nahrungsergänzungen bei oben genannten Erkrankungen ebenfalls erfolgreich eingesetzt.

Bei der Ernährung kommt es nun auf ein **„gesundes" Verhältnis aller Fettsäuren an.** Dieses orientiert sich am jeweiligen Körperzustand. Das Verhältnis von Omega-6-Fettsäuren zu Omega-3-Fettsäuren z. B. dürfte über Jahrtausende bei 4 : 1 gelegen haben. Ackerbau, Masttierhaltung und Industrialisierung von Lebensmitteln ließen den Anteil an gesättigten und Omega-6-Fettsäuren sowie trans-Fettsäuren steigen. Der derzeitige Ernährungstrend

– zu viel Fleisch und andere tierische Produkte sowie Zucker – ergibt u. a. ein Verhältnis der Fettsäuren, das nicht im Sinne der Erhaltung unserer Gesundheit ist. Denn diese Entwicklung wird mit dem Auftreten zahlreicher Zivilisationskrankheiten wie z. B. Allergien, Asthma, Arteriosklerose, Diabetes, Rheuma u. a. in Verbindung gebracht.[69] Daten aus klinischen Studien belegen, dass sich die Zufuhr von weniger gesättigten Fettsäuren bei mehr einfach und mehrfach ungesättigten Fettsäuren im Allgemeinen positiv auf Herz-Kreislauf-Erkrankungen auswirkt.[70–74] Das optimale Verhältnis kann nun individuell schwanken. **Experten vermuten aber ein gesundheitsförderndes Verhältnis von Omega-6-Fettsäuren und Omega-3-Fettsäuren zwischen 5 : 1 und 2 : 1.**[75] Ein wissenschaftlicher Konsens besteht darin, dass sich künstlich hergestellte **trans-Fettsäuren negativ auf den Cholesterinspiegel** auswirken, dass sie **gutes HDL senken, LDL erhöhen und die Entstehung von Herz-Kreislauf-Erkrankungen begünstigen.**[76–79] Wir sollten sie so wenig wie nur möglich zu uns nehmen, denn ein erhöhter Plasma-LDL-Cholesterinspiegel ist ein wissenschaftlich anerkannter Risikofaktor für Herz-Kreislauf-Erkrankungen. Zudem speichert der Körper trans-Fettsäuren als schwer umwandelbares Depotfett und trägt damit maßgeblich zu einer **Gewichtszunahme** bei. Gesetzliche Maßnahmen und die damit verbundenen Änderungen im Herstellungsverfahren führten dazu, dass der Gehalt an trans-Fettsäuren in Margarine reduziert wurde. Die in Milchfett oder Fleischfett von Wiederkäuern wie Rindern oder Schafen enthaltenen Konzentrationen an trans-Fettsäuren liegen üblicherweise bei 3–6 % trans-Fettsäuren (% der Gesamtfettsäuren) und sind bei normaler Ernährung in der Regel unbedenklich. **Kritischer zu betrachten ist die uneingeschränkte Verwendung von diversen Frittier-, Back- oder Bratfetten sowie Lebensmitteln, für deren Fertigung solche Fette verwendet werden. Dazu zählen z. B. manche Fer-**

tigteige, Süßwaren, Fertiggerichte, Knabbereien und Pommes frites. Der Gehalt kann natürlich von Produkt zu Produkt schwanken. In Österreich gibt es seit dem 1. September 2009 eine „Trans-Fettsäuren-Verordnung", welche die Grenzwerte für Produkte vorschreibt. Außerdem müssen Nahrungsmittel, die trans-Fettsäuren enthalten, diese auf der Zutatenliste ihrer Verpackung gelistet habe. Diese werden z. B. unter den Begriffen „enthält gehärtete Fette" oder „pflanzliches Fett, z. T. gehärtet" vermerkt.

Wissenschaftliche Erkenntnisse wie diese sind für europäische Gremien, nationale Gesellschaften für Ernährung und Ernährungswissenschaftler relevant. Sie entscheiden mit, welche Kriterien hinsichtlich der Fettzusammensetzung Lebensmittelprodukte im Sinne einer Gesundheitsförderung erfüllen müssen. Und hier liegt die Betonung auf „Produkte". **Keiner kann einer Gurke oder einer Avocado vorschreiben, wie ihre Fettsäurezusammensetzung sein soll.** Vorausgesetzt, die beiden sind nicht gentechnisch manipuliert. Wenn sich die Lebensmittel auf unserem **Speiseplan mehrheitlich aus naturbelassenen Rohstoffen** zusammensetzen, dann „entscheidet" die **Natur** sozusagen mit, was wir essen. Sie **liefert** bekanntlich **die verträglichsten Zutaten für unsere ernährungsphysiologischen Bedürfnisse.**

Mit Prozentanteilen von Fettsäuren und Gramm je Fett(-säure) pro Tag herumzujonglieren, erweist sich im Alltag als schwer und aufwendig umsetzbar. Zumindest geht es mir so. Ich grüble darüber nach, wie sich die Ernährungstabellen der Europäischen Behörde für Lebensmittelsicherheit (EFSA) zu Empfehlungen über Gramm Fett pro 100 Gramm Lebensmittel und dazu empfohlener Tagesmenge einfach und sinnvoll für den Hausgebrauch umsetzen lassen. Für Diätologen, die z. B. im Krankenhaus die tägliche Berechnung für die „richtige" Zusammenstellung im

Essen für Patienten mit Stoffwechselerkrankungen übernehmen, sind diese wissenschaftlich fundierten Tabellen natürlich unerlässlich. Ihnen möchte ich sie gern ersparen! Sie bräuchten eine genaue Waage, präzise Angaben zum Lebensmittel und einen guten (Kopf-)Rechner. Viel zu umständlich, wie ich finde! Besser nehmen Sie folgenden Ratschlag mit in Ihren Alltag:

Gewusst wie: Die besten Voraussetzungen für den Erhalt unserer Gesundheit liefert eine „gesunde", natürliche Mischung aller Fettsäuren. Darunter sollte jedoch weniger gesättigte, kaum trans-Fettsäuren und dafür mehr einfach und mehrfach ungesättigte Fettsäuren sein. Ein Speiseplan mit v. a. viel unterschiedlichem und jahreszeitgerechtem Gemüse und Obst, Getreide und Nüssen, etwas Fisch, in Maßen tierische Produkte in bester Qualität aus biologischer Landwirtschaft sowie eine abwechslungsreiche Bar aus nicht raffinierten, nativen Ölen und Butter wird Ihrem Körper guttun.

Fischöle stellen, neben den **pflanzlichen Produkten**, die bei weitem **effizienteste Quelle** für **Omega-3-Fettsäuren** dar. Jedoch bleibt zu bedenken, dass auf einem begrenzten Planeten nicht nur die produktiven Flächen, sondern auch die Anzahl der Fische begrenzt ist, dass die Meere derzeit überfischt und umweltbedingt kontaminiert sind. Eine Lösung für die *natürliche* Bereitstellung der gesundheitsrelevanten Mengen ist demnach sicherlich eine der zukünftigen Herausforderungen. Einen Anteil der Omega-3-FS-Quellen wird womöglich die industrielle Produktion von Algen abdecken. Ein dazu aktuelles, österreichisches Projekt wird 2017 von der ecoduna AG in Bruck an der Leitha begonnen.

Kochen mit Fetten und Ölen – die richtige Auswahl

Bei der Verwendung von Öl beim Zubereiten von Speisen sind Geschmack, Eigenschaften des Öls und Auswirkungen auf die Gesundheit zu berücksichtigen. Pflanzliche Öle (aus Samen, Hülsenfrüchten, Nüssen) enthalten eine Mischung aus gesättigten und in der Regel einer Mehrheit aus einfach und mehrfach ungesättigten Fettsäuren. Tierische Fette wie Butter(-schmalz) und Schweineschmalz setzen sich hauptsächlich aus gesättigten Fettsäuren zusammen. Diese bleiben bei Zimmertemperatur fest und werden nicht flüssig. Ausnahmen sind Kokos- und Palmkernfett, die aufgrund ihrer Sättigung sehr stabil gegenüber Hitze sind. Mitentscheidend für die richtige Wahl ist der **Rauchpunkt**. Das ist jene Temperatur, welche die **Hitzebeständigkeit der Fettsäuren im Öl** angibt. **Beim Kochen sollten Sie in jedem Fall unter dieser Temperatur bleiben.** Es gilt: Je *höher* der Anteil an **mehrfach ungesättigten Fettsäuren** bei gleichzeitiger Kaltpressung ist, desto *weniger stabil* sind sie gegenüber Sauerstoff, Licht und Wärme. Je höher die Temperatur ist, desto mehr wertvolle Inhaltsstoffe werden zersetzt. Das gilt auch schon unter dem Rauchpunkt. Die Öle sollen demnach **dicht verschlossen, kühl gelagert und nicht zu stark erhitzt werden**, weil die hohen Temperaturen die Linol- und alpha-Linolensäure abbauen, wobei u. a. gesundheitsschädliche Verbindungen wie trans-Fettsäuren entstehen können. Deshalb verfeinere ich meine Gerichte mit **Lein-, Walnuss- oder Hanföl** erst *nach* dem **Kochvorgang** oder verwende diese Öle **als Streichfett auf frischem Brot** abwechselnd mit Butter. Unsere Tochter bekommt ihre tägliche „Dosis" Leinöl z. B. in ihrem Hirse-Haferbrei mit Himbeermus serviert. **Nachtkerzenöl** nehme ich sparsam direkt ein, wenn ich z. B. im Winter an **trockener Haut** leide. Smaragdgrünes **Olivenöl** und goldenes **Rapsöl** sind meine **Universalöle**. Qualitativ hochwertiges Olivenöl ist reich an der einfach ungesättigten Ölsäure, arm an mehrfach ungesättigter alpha-Linolensäure und damit länger und besser hitzestabil. Der Rauchpunkt von Olivenöl kann zwischen 130 und 180 °C variieren. Früher empfahl man beim Kauf von Olivenöl auf die Bezeichnung „nativ extra" oder „extra vergine" für qualitativ hochwertiges Olivenöl zu achten. Wieder war es meine Freundin Julia, die mir auf die Sprünge half. Sie verwies mich an Johann – einen uns bekannten Wein- und Olivenbauern in der Toskana mit Tiroler Wurzeln. Er klärte mich über die Bewertung von Olivenölqualitäten auf: Die Bezeichnung „extra vergine" bedeutet zwar, dass das Öl weniger als 0,8 % Säure enthält. Heutzutage kann die Säure aber sehr einfach technisch abdestilliert werden, sodass beinahe jedes Öl diese Bezeichnung tragen darf, ohne dabei in Wirklichkeit qualitativ hochwertig zu sein. „Das ist Standard!", meint er. Außerdem solle man keine Öle kaufen, welche aus einer Mischung verschiedener Öle unterschiedlicher Anbaugebiete hergestellt wurden. **Viel wichtiger sei es, auf Merkmale wie Farbe, Geschmack, Konservierungsmittel, Rückstände von Pflanzenschutzmitteln, Weichmachern und anderen Umweltgiften sowie biologischen Anbau zu achten.** Genauere Informationen zu aktuellen Qualitätsauswertungen dazu finden Sie beispielsweise bei „Stiftung Warentest".

Die Verwendung raffinierter Öle meide ich im Allgemeinen. Haben Sie schon einmal ein raffiniertes Rapsöl mit einem nativen, kalt gepressten verglichen? Während das raffinierte blass und völlig geschmacklos ist, erblüht das native, kalt gepresste mit sonnig-gelber Farbe und sagenhaften Aromen, auf die ich nicht verzichten will. Rapsöl besteht aus einer Mischung von einfach und mehrfach ungesättigten Fettsäuren und sollte deshalb auch nicht zu hoch erhitzt werden. Für hohe Temperaturen verwende ich natives, biologisches **Kokosöl** (Rauchpunkt variiert zwischen 200 und 250 °C) und dementsprechend gekennzeichnetes Olivenöl. **Butterschmalz** fehlt auch nicht in meinem Kühlschrank. Man kann es ebenfalls hoch erhitzen und neben dem Zwiebelwickel bei Erkältungen verwende ich es gerne, aber eben doch selten für den Kaiserschmarren oder das Braten von panierten Pilzen und genieße diesen wunderbaren Geschmacks- und Vitaminträger.

Meine tierischen Omega-3-Fettsäure-Quellen sind Fische aus Betrieben mit heimischer, biologischer Fischzucht oder Projekte für Wildfang mit nachhaltiger Fischerei. Falls Ihnen Omega-3-Fettsäuren im Rahmen von entzündlichen oder anderen Erkrankungen zur Vorbeugung und Behandlung empfohlen werden, ist es ratsam, standardisierte Nahrungsergänzungsmittel mit verlässlicher Zusammensetzung und hoher Qualität aus der Apotheke zu verwenden.

Die Fastenrezepte sind v. a. mit hochwertigen Ölen wie den oben genannten bereichert. Ihre Zellen werden diese wertvollen Baustoffe dankend entgegennehmen und nach ihrem Bedarf individuell passend verwerten. **Die eigentlichen positiven Effekte auf Ihre Gesundheit werden besonders bei regelmäßiger Anwendung dieser Öle in Erscheinung treten, u.a. Entzündungen vorbeugen, das Gedächtnis stärken, Antriebslosigkeit vermindern und die Sehkraft erhalten.**

Cholesterin (ein Steroid, welches – wie die Fette – zur Gruppe der Lipide gehört) wird vom Körper zu rund 90 % selbst produziert, weil es so essenziell für den STOFFWECHSEL ist: Es sorgt für die Erhaltung der Fließfähigkeit des Blutes, die Umsetzung der genetischen Information (= GENEXPRESSION) und die Durchlässigkeit von Zellmembranen. Es dient als Ausgangsprodukt für die körpereigene Herstellung von Vitamin D, von Hormonen und von Gallensalzen, welche die Fettverdauung im Darm fördern. PHYSIOLOGISCH wichtig ist ein gutes Verhältnis von HDL (high density lipoprotein) zu LDL (low density lipoprotein) und Gesamtcholesterin. Mit der Ernährung lässt sich der Cholesteringehalt im Blut um ca. 10–15 % senken.[80] Wenn wir schon nicht die erblich bedingte Vorbelastung eines hohen Cholesterinspiegels beeinflussen können, dann aber wohl einen weiteren Hauptverursacher, nämlich DISTRESS (= belastender Stress).

Was man bei pflanzlichen Abführmitteln bedenken muss

In Apotheken werden Sie Tees mit einer abführenden Wirkung entdecken. Die darin enthaltenen Pflanzen enthalten als wirksamkeitsbestimmende Stoffgruppe die sogenannten Anthranoid-Glykoside. Dieses Tees sollten aber nicht „einfach so" getrunken werden, denn ihre abführende Wirkung ist nicht zu unterschätzen. Diese Wirkstoffgruppe zeigt eindrucksvoll, dass Pflanzeninhaltsstoffe nicht generell als harmlos und wirkungslos betrachtet werden dürfen. Dosis und Dauer der Anwendung bestimmen, wie bei jeder anderen Pflanze auch, die Verträglichkeit für unseren Körper.

Wenn wir Anthranoid-Glykoside, z. B. aus Sennesblättern oder Aloe, in Form von Tees oder Extrakten zu uns nehmen, wandern diese zunächst zu ihrem Wirkort, dem Dickdarm, wo sie von den dort ansässigen Bakterien gespalten und in die aktive Wirkform umgewandelt werden. Beim Kontakt mit den Darmschleimhautzellen stimuliert diese die glatte Muskulatur und steigert über die Freisetzung von Botenstoffen wie u. a. Histamin und Prostaglandinen die Darmbewegungen. Daneben erhöht sie die Abgabe von Wasser und Elektrolyten in das Darmvolumen (sekretagoge Wirkung) und hemmt deren Rückresorption (antiresorptive Wirkung). Dadurch vergrößert sich das Volumen des Stuhls und der Füllungsdruck auf die Darmwände steigt. Das führt in der Folge ungefähr sechs bis zehn Stunden nach Einnahme zur Entleerung eines breiigen Stuhls. Diese Wirkungen können mitunter von starken Nebenwirkungen begleitet werden, v. a. bei Überdosierung und Daueranwendung über die Dauer von zehn Tagen hinaus. Krämpfe und Gewöhnungseffekte an die abführende Wirkung der Anthranoide treten auf, denn der Körper verliert wichtige Ionen,

v. a. Kalium und Natrium, die er für die Balance seines Elektrolythaushaltes benötigt. Da der Körper ausreichend Kalium für die notwendigen Darmbewegungen braucht, kann die erhöhte Kaliumausscheidung zu einer abführmittelbedingten Verstopfung führen. Dieser Effekt wird immer wieder kontrovers diskutiert, auch weil der vollständige Wirkmechanismus auf zellulärer Ebene noch nicht geklärt ist. Der Verlust von Natrium kann dessen Konzentration im Blut senken, was sich schon bei leichten Abweichungen von den Normalwerten in Schwindelgefühl, Übelkeit und Erbrechen bemerkbar macht. Dies ist besonders problematisch, wenn dieser Effekt gleichzeitig mit der Einnahme von Medikamenten auftritt, welche die Natriumausscheidung begünstigen, und muss in jedem Fall von einem Arzt abgeklärt und behandelt werden! Eine durch die veränderte Natrium-Kalium-Bilanz bedingte Verstärkung der Herzwirkung bei gleichzeitiger Einnahme von Herzglykosid-Medikamenten und Antiarrhythmika (Arzneistoffen zur Behandlung von Herzrhythmusstörungen) kann lebensbedrohlich sein! Ein Dauergebrauch reizt die Dickdarmschleimhaut, führt zu Schwarzfärbung des Dickdarms, medizinisch als Pseudomelanosis coli bezeichnet, und kann die Entstehung von Dickdarmkrebs begünstigen. Da die Anthranoide des Weiteren die Gebärmuttermuskulatur anregen, wirken sie wehenauslösend (Rizinusöl!) und dürfen daher in der Schwangerschaft nicht angewendet werden! Die gesteigerte Durchblutung im unteren Beckenbereich kann sich des Weiteren ungünstig auf Hämorrhoiden auswirken.

Gewusst wie: Falls Sie Anthranoiddrogen trotzdem anwenden möchten, halten Sie Dosierung, Zubereitung und Anwendungsdauer von maximal acht bis zehn Tagen strikt ein und klären Sie die Anwendung mit Ihrem Arzt ab! Die individuell richtige Dosierung ist die geringste, die erforderlich ist, um einen weich geformten Stuhl zu erhalten.

Achtung: Anthranoiddrogen dürfen unter keinen Umständen bei Darmverschluss jeglicher Ursache, akut entzündlichen Darmerkrankungen, Morbus Crohn, Colitis ulcerosa, Blinddarmentzündung, Bauchschmerzen unbekannter Ursache, Hämorrhoiden, Nierenbeckenentzündungen, Schwangerschaft, Stillzeit und bei Kindern unter 10 Jahren angewendet werden!

Anthranoidhaltige Pflanzenbestandteile: Aloe – Saft (*Aloe succus*), Alpenampfer – Wurzelstock (*Rumicis alpini rhizoma*), Faulbaum – Rinde (*Frangulae cortex*), Kreuzdorn – Beeren (*Rhamni cathartici fructus*), Medizinalrhabarber (*Rheum palmatum*), Senna – Blätter, Früchte (*Sennae folium/-fructus*).

Bei der Besprechung der Anthranoide in meinen Kursen taucht immer wieder dieselbe Unklarheit zur Unterscheidung von Aloe-Gel und Aloe-Extrakt auf. Ein „Wundermittel", und beides nicht das Gleiche? Wiederholt kommt die Frage: „Wird nun das Aloe-Gel zur äußerlichen Anwendung in dieser Form auch innerlich zur Abführung verwendet?" – Nein! Aus dem Blattmark der filetierten Aloe-Blättern werden der Aloe-vera-Saft als Nahrungs-

ergänzungsmittel und das Aloe-vera-Gel als Kosmetikum hergestellt. Beide dürfen laut Lebensmittelgesetz einen bestimmten
Aloin-Wert (Anthranoid) nicht überschreiten, und dieser muss
bei einem sorgfältig hergestellten Produkt deklariert sein. Ein
Aloe-vera-Saft mit z. B. weniger als 1 ppm Aloin wirkt nicht
abführend. Das Aloe-vera-Gel ist nach pharmazeutischer Defi-
nition kein „echtes" Gel, sondern ein eingedickter Saft aus HE-
TEROPOLYSACCHARIDEN. Ein Aloe-vera-Gel mit z. B. 97,5 %
beschreibt den Eindickungsgrad der Polysaccharide.

In den äußeren Zellschichten, der „Haut" des Aloeblattes, wenn
man so will, befindet sich der Hauptanteil der Anthranoide.
Diese werden extrahiert und zu einem Trocken-, Dick- oder
Flüssigextrakt mit eingestelltem Wirkstoffgehalt verarbeitet. Das
ergibt dann das anthranoidhaltige Arzneimittel mit abführender
Wirkung und dementsprechend genauen Dosierungen und In-
dikationen. Das Gel kann man für die äußerliche Anwendung
aus dem Blatt selbst kratzen, z. B. bei einem Sonnenbrand, und
pur unbedenklich verwenden. Die innerliche Anwendung von
Extrakten ist allerdings standardisierten und auf einen Wirkstoffgehalt eingestellten Präparaten vorbehalten. Diese können **nicht**
in Eigenregie zu Hause hergestellt werden!

Abschließende Worte

Ihr Körper: die Wohnung für Ihr Leben! Richten Sie es sich so ein, dass Sie sich gut darin fühlen!

Während der Fastentage haben Sie vermutlich ein neues, spannendes und vielleicht sogar angenehmes Körpergefühl kennengelernt. Die Überwindung zum Fasten war vielleicht groß, aber die Kraftquelle für Körper und Seele wollen Sie nun nicht mehr missen! Konservieren Sie die wiedergewonnene Leichtigkeit, indem Sie Ihre Ernährung mit den Ideen aus den Fastenrezepten bereichern und Ihr Anspannungs- und Entspannungsprogramm in Ihrem Rhythmus fortsetzen. Steigern Sie schrittweise die Nahrungsmengen, und nehmen Sie anfangs Leichtverdauliches zu sich. Eine genussvolle Esskultur mit ausreichend Zeit und Ruhe für regelmäßige Mahlzeiten hat oberste Priorität! Die Verwendung von Wildpflanzen wird im Buch nur an der Oberfläche gestreift. Für eine weitere Vertiefung dieser sättigenden, nahrhaften und kulinarischen Bereicherung der Ernährungsbasis kann ich diverse Literatur von Dr. Michael Machatschek (*Nahrhafte Landschaft 1, 2, 3; Speisekammer der Natur* u. a.) im Besonderen empfehlen. Nutzen Sie den Impuls des Fastens, um die vitalisierenden und gesunderhaltenden Naturelemente für Ernährung, Bewegung und Gemüt zur Gewohnheit und Normalität werden zu lassen. Das TEH® DarmFit-Pulver können Sie nach Belieben noch zwei bis drei Wochen weiter einnehmen. Gleiches gilt für die TEH® Kapuzinerkresse/Kren-Tinktur oder Sole und den TEH® Sauerhonig. Das TEH® Pinzgauer 9-Kräuterpulver können Sie ebenfalls nach Lust und Geschmack zum Würzen diverser Gerichte verwenden. Eine anhaltende Nahrungsumstellung wird Ihnen nun vermutlich leichter fallen. Vielfältige und abwechslungsreiche Lebensmittel meint dabei nicht das zunehmend unübersichtliche Angebot an laktose- und fettfreien, dafür zuckerhaltigen Milchprodukten, Instant-Produkten, Fertigprodukten u. a. Vielmehr lassen Sie Produkte mit künstlicher Anreicherung mit Mikronährstoffen im Regal liegen und versuchen stattdessen, mehr frische, qualitativ hochwertige, biologische, regionale und saisonale Produkte in Ihren Speiseplan einzubauen. Die Wahl sollte auf Produkte fallen, die arm an Einfachzucker (Glukose, Fruktose), Weißmehl, tierischen Produkten und hoch verarbeiteten Kuhmilchprodukten sind. Geben Sie vegetarischer Kost den Vorzug und genießen Sie tierische Produkte in Maßen. Ihr Körper und Ihre Umwelt werden es Ihnen danken, denn damit senken Sie auch Ihren ökologischen Fußabdruck – ein Maß für den Flächenverbrauch in Abhängigkeit vom Lebensstil.[81] Pflanzen und Tiere, Pilze und Bakterien bilden Lebensgemeinschaften – auch mit uns Menschen. Für jeden steht ein fairer Anteil an Fläche auf der Erde zur Verfügung – ein friedliches Mit- und Nebeneinander ist möglich.

Nichtsdestotrotz hat es keinen Zweck, mit Zwang zu 100 % Gesundes zu essen, das Ihnen aber nicht schmeckt. Ein paar Stückchen Schokolade zu genießen, kann dem Gemüt z. B. guttun und von anderen Zwängen befreien; die ganze Tafel auf einmal ist aber eben doch zu viel des „Guten". Die Menge macht den Unterschied! Stellen Sie deshalb ein ausgewogenes Verhältnis her, mit dem Sie gut leben können.

Das Wunderbare ist: Alles Gesunde kann auch schmackhaft sein! Die Qualität und Zubereitung der Lebensmittel ist entscheidend, denn die hohe Nährstoffdichte und der Ballaststoffgehalt führen zu einer schnellen Sättigung und bringen ein Gleichgewicht an guten Mikroorganismen in Ihrem Darm. Sie brauchen automatisch weniger zu Essen, was gleichzeitig (regionale) Bio-Qualität erschwinglich macht. Das sind Sie sich selbst wert! – Mit meinem Mann ging ich einmal zum Frühstück in eine Biobäckerei in Wien. Hungrig wie wir waren, bestellten wir gleich fünf Stück Gebäck und zwei Stück Mohnkipferl. Trotz ihrer ungewöhnlich kleinen Größe schaffte jeder von uns erstaunlicherweise gerade mal ein Stück, und wir waren satt. Der Rest lieferte uns ausreichend Energie und Geschmack für den übrigen Tag.

Realistische Ziele zu setzen, ist gar nicht so einfach. Einen Versuch ist es trotzdem wert! Niemand erwartet von Ihnen, dass Sie alles Empfohlene sofort umsetzen, denn das kann entmutigen. Gewohnheiten sollten Sie lieber langsam als zu schnell ändern, außer Sie sind der Typ dafür. Schrittweise vorgehen und Gesundes allmählich zum gewohnten Normalen machen, ist für viele der beste Weg zum Ziel. Entsprechend ausgebildete Ärzte/Ärztinnen und Apotheker/Apothekerinnen beraten Sie dazu sicher gerne. Ein wiederholter Griff zu diesem Buch kann Ihnen selbstverständlich den einen oder anderen Tipp wieder in Erinnerung rufen und zu der Lebenssituation passende Anregungen liefern.

Meine Art zu leben, mein Tag-Nacht-Rhythmus, meine Arbeit, meine Freizeit, mein Tun und Nichtstun, meine Muße und meine Visionen, meine Emotionen und Sinneseindrücke in Beziehung mit meinem Unbewusstem, bestimmen meine Grundanspannung. J. Murphy beschreibt in seinem Buch „Das Erfolgsbuch", wie stark uns unser Unterbewusstsein täglich leitet und lenkt.[82] Diese Grundanspannung beeinflusst unsere Organfunktion und unsere PHYSIOLOGIE erheblich. Viele Faktoren bestimmen unser

Wohlbefinden und unsere Gesundheit wesentlich. Wir stehen im Wechselspiel mit unserer allgemeinen Lebensführung, dem Wohn- und Arbeitsumfeld, den sozialen Kontakten und der eigenen Seelenhygiene. Als Mensch sind Sie einzigartig in Ihren Anlagen, Wesensmerkmalen, Ihrer körperlichen Konstitution, Ihrer Lebenssituation und Gedankenwelt. Deshalb ist die ganzheitliche Betrachtung einer „Störung" unabdingbar! Viele Aspekte tragen zum Gesundbleiben bei, und viele kleine Wehwehchen brauchen in erster Linie kein Medikament oder eine ausschließliche Behandlung von Symptomen, sondern vor allem Zeit und Muße, der Ursache auf den Grund zu gehen. Fasten kann nicht alles lösen, aber es kann als ein Aspekt einer naturnahen, achtsamen und ganzheitlichen Lebensweise betrachtet werden, indem Sie selbstbestimmt auf Ihren Körper achten und ihn unter besonderen Bedingungen besser kennen und verstehen lernen. Fasten ist ein Teil der europäischen Lebenskunst, die anerkennt, dass gelungenes, menschliches Leben Freiheit in Verantwortung ist und Maß, Richtung, Ziel und Balance braucht. ArcAnime – eine österreichische Forschergruppe zur traditionellen europäischen Medizin – zeigt, wie wir unseren eigenen „Ort in der Welt" finden: durch Einhalten natürlicher Lebensrhythmen (Aktivität und Ruhe, Schlafen und Wachen), durch rechten Gebrauch von Materiellem, Energie und Ressourcen, durch eine Lebensform, gemäß den eigenen Anlagen, Schwächen und Stärken, Talenten und Begabungen und durch eine spirituelle Verortung angesichts der Sinnfrage. Wesentlich ist, dass jeder einzelne von uns ein gestaltungsfähiges Individuum ist und bleibt – auch im Alter! Das gibt uns die Möglichkeit, unsere Fähigkeiten zu entfalten und unser jeweiliges Entwicklungsziel – mitunter auch mit Anstrengung – zu erreichen. Entwicklung ist nicht „vorprogrammiert", sondern kann mit Willen und Begeisterung für eine Sache vorangetrieben werden! Sobald wir den „Sinn" für die verschiedenen Tätigkeiten und Aktivitäten gefunden haben, wird das „Aktivsein" nicht mehr mühsam, sondern macht uns frei. Finden Sie heraus, was Ihren Wurzeln Wasser und Energie gibt, und bauen Sie darauf auf!

Ein wunderbare Anleitung von Heini Staudinger zur Orientierung und Zielsetzung zum Schluss: „Folgen Sie nicht Ihren Zwängen, sondern Ihren Sehnsüchten!"

Glossar

AKTIVIERUNG: Beschreibt die Fähigkeit des Organismus, seine Reaktionsbereitschaft an innere und äußere Erfordernisse anzupassen. Dieser Grundprozess dient der Vorbereitung auf nach außen gerichtete Aktivität, wobei diese dann jedoch nicht unbedingt erfolgen muss.

AMINOSÄURE: Baustein der Proteine (= Eiweiße).

ANABOL: Substanzen und Strukturen werden im Stoffwechsel aufgebaut.

ANGIOGENESE: Ein physiologischer Prozess, der dazu dient, neue Blutgefäße zu bilden.

BIOSYNTHESE: Entstehung von Stoffen und Strukturen in oder durch Lebewesen.

BREITE, THERAPEUTISCHE: Sie gibt Auskunft über die Wirkung und Anwendungssicherheit eines Arzneistoffs. Je kleiner diese Breite ist, desto eher können eine Wirkungsverstärkung oder -verminderung sowie Nebenwirkungen, Über- und Unterdosierungen auftreten.

DARM-LEBER-KREISLAUF = ENTEROHEPATISCHER KREISLAUF: Keine spezifische anatomische Struktur, sondern ein Ergebnis aus physikalisch-chemischen Eigenschaften von Nahrungsbestandteilen oder anderen Stoffen (z. B. Arzneistoffe), die nach der Passage durch den Magen-Darm-Trakt durch Resorption in den Blutkreislauf und über die Pfortader in die Leber gelangen. Dort werden sie durch Enzyme gespalten und chemisch verändert. Die Gesamtheit dieser der Entgiftung, der Erhöhung der Wasserlöslichkeit (Hydrophilie) und damit der Ausscheidung dieser Stoffe dienenden Prozesse wird auch als Biotransformation bezeichnet.

DESATURASEN: Enzyme, die gesättigte Fettsäuren unter Ausbildung einer Doppelbindung (Desaturierung) in einfach ungesättigte Fettsäuren überführen. Sie sind die sogenannten „Schrittmacher" am Anfang der Enzymkette, weil sie limitiert und in ihrer Aktivität eingeschränkt sind.

DISTRESS: Negativer, „schlechter" Stress für den menschlichen Organismus.

DROGE: Fachsprachlich: Arzneidroge; im Deutschen bezeichnet man als Droge eine (getrocknete) Arzneipflanze oder deren Teile (Wurzel, Rinde, Blätter, Blüten, Samen, Früchte und Sekrete, z. B. ätherische Öle).

ENDOGEN: Von innen kommend, im Körperinneren entstehend.

ENDOTHEL: Fasst die zum Gefäßlumen (= Hohlraum in einem Gefäß) hin gerichteten Zellen der innersten Wandschicht von Blut- und Lymphgefäßen zusammen.

EPIGENETIK: Wissenschaft zur Erforschung der Veränderungen von Genfunktionen, die nicht durch ein Mutationen (d. h. Veränderung im Erbgut) verursacht werden. Epigenetisch sind sozusagen alle Prozesse, die zusätzlich um die DNA ablaufen und als übergeordnete Regulationsmechanismen die Aktivität der Gene steuern.

EUSTRESS: Positiver, „gesunder" Stress für den menschlichen Organismus.

EXOGEN: Von außen kommend.

„FASTEN FÜR GESUNDE": Ein Kurzzeitfasten, in Eigenverantwortung, zur Gesundheitsförderung, als Form der Erwachsenenbildung.

GENEXPRESSION: Beschreibt im engeren Sinn die Biosynthese eines Proteins mittels genetischer Information und dafür notwendiger Prozesse. Bei der Transkription (= Übertragung) wird der Bauplan für das jeweilige Protein von der DNA (Desoxyribonukleinsäure) an die mRNA (kurz für Boten-RNA, messengerRNA) weitergegeben. Dabei wird sozusagen eine Kopie eines DNA-Abschnitts und damit die „Bauanleitung" angefertigt, die dann zu den Ribosomen wandert. Das sind die fleißigen „Bauarbeiter", die bereits auf die Ausführung des Plans, in der Fachsprache als Translation bezeichnet, warten. Sie setzen die einzelnen Aminosäuren dann genau in der Reihenfolge aneinander, wie es das jeweilige Gen der DNA vorgegeben hat. So entsteht das benötigte Protein.

GLUKOKORTIKOIDE: Hormone, die in der Nebennierenrinde gebildet werden. Natürlich im Körper vorkommende Glukokortikoide sind Cortison und Cortisol. Sie beeinflussen den Kohlenhydrat-, Fett- und Eiweißstoffwechsel sowie den Wasser- und Elektrolythaushalt. Sie sind an der Aufrechterhaltung des biologischen Gleichgewichts (z. B. zwischen Anabolismus und Katabolismus) beteiligt und spielen deshalb bei Stress eine besondere Rolle. Sie stimulieren die Glukosefreisetzung, Fettmobilisierung, hemmen die Insulinfreisetzung und haben entzündungshemmende Eigenschaften.

GRAM-POSITIVE UND GRAM-NEGATIVE KEIME: Die Gram-Färbung ist eine Methode zur differenzierenden Färbung von Bakterien für die mikroskopische Untersuchung. Bakterien werden dabei in die Gruppen gram-positiv (= anfärbbar mit der Färbung nach Gram) und gram-negativ (nicht anfärbbar nach Gram) eingeteilt. Gram-positive Keime sind z. B. Streptokokken. Gram-negative Keime sind z. B. Enterobakterien wie Escherichia coli.

HETEROPOLYSACCHARID: Mehrfachzucker, aus verschiedenen Zuckermolekülen zusammengesetzt.

KATABOL: Substanzen und Strukturen werden im Stoffwechsel abgebaut.

KATALYSE: Beschleunigung oder Verzögerung von chemischen Vorgängen aufgrund der Anwesenheit von bestimmten Substanzen (z. B. Enzyme, Vitamine, Hormone).

KETOAZIDOSE: Durch Ketonkörper verursachte metabolische Azidose; entwickelt sich durch die Bildung größerer Mengen an Ketonkörpern bei gesteigerter Fettspaltung im Muskel- und Fettgewebe.

KETONKÖRPER: Entstehen bei Kohlenhydratmangel (z. B. Hungerzustände, unbehandelter Diabetes mellitus) als Nebenprodukt der Fettverbrennung in den Leberzellen. Diese dient zur Energiegewinnung für Herz, Skelettmuskel, Nieren und Gehirn.

KONTRAINDIKATION: Gegenanzeige; Umstand, der die Anwendung eines diagnostischen oder therapeutischen Verfahrens bei gegebener Indikation (= Heilanzeige) in jedem Fall verbietet (absolute KI) oder nur unter strenger Abwägung der sich dadurch ergebenden Risiken zulässt (relative KI).

LIPID: Wasserunlösliche, organische Substanzen, die Zellbestandteil und Nährstoffspeicher sein können. Zu ihnen zählen u. a. die Triglyceride, Wachse, Terpene, Glykolipide, Phospholipide.

LYMPHFLÜSSIGKEIT, LYMPHE: Hellgelbe Flüssigkeit, die durch Austritt von Blutplasma aus Blutkapillaren ins Gewebe entsteht. Sie setzt sich aus Lymphplasma und Lymphkörperchen zusammen und fließt in den Lymphgefäßen und durch die Lymphknoten hindurch wieder zurück in den Blutkreislauf.

METAANALYSE: Statistische Zusammenfassungen von wissenschaftlichen Primäruntersuchungen, welche die Effektgröße einschätzen. Effektgrößen wiederum erfassen die Bedeutsamkeit und praktische Relevanz von Unterschieden oder Zusammenhängen zwischen der untersuchten Fragestellung der jeweiligen Studie.

MIKROBIOTA (FRÜHER DARMFLORA): Die Gesamtheit der im Darm von Mensch und Tier angesammelten Mikroorganismen (Bakterien, Viren, Hefen und Pilze).

NERVUS VAGUS: X. Hirnnerv; als größter Nerv des Parasympathikus an der Steuerung der Tätigkeit fast aller innerer Organe beteiligt.

NEUROTRANSMITTER: Chemische Verbindungen, die Informationen von einer Nervenzelle auf die andere übertragen. Dies erfolgt in den sogenannten Synapsen als Verknüpfungsstellen von Nervenzellen.

NIERENINSUFFIZIENZ: Die eingeschränkte Fähigkeit der Niere, harnpflichtige Stoffe aus dem Körper auszuscheiden. Wird je nach Schweregrad in verschiedene Stadien eingeteilt.

Pathogen: Krankheitserregend, krankmachend.

Pathologie: Die Lehre von den abnormen und krankhaften Veränderungen des menschlichen Körpers; pathologisch: krankhaft.

Physiologie: Wissenschaft und Lehre von den normalen Lebensvorgängen des menschlichen Körpers.

Phytopharmaka: Fertigarzneimittel, die ausschließlich aus pflanzlichen Drogen oder Drogenzubereitungen bestehen oder diese enthalten.

Rezeptoren: Spezifische Proteine an der Zelloberfläche, an die – nach dem Schlüssel-Schloss-Prinzip – passende Hormone, Enzyme oder andere Stoffe andocken können.

Serotonin= 5-Hydroxytryptamin (5-HT) oder Enteramin: Ist ein Gewebehormon und Neurotransmitter. Es kommt unter anderem im Zentralnervensystem, in der Milz, der Lunge, der Magenschleimhaut, im Darmnervensystem, im Herz-Kreislauf-System und im Blut vor. Auch in Pflanzen und Tieren vorkommend. Der Name leitet sich von seiner Wirkung auf den Blutdruck ab. U. a. reguliert es den Tonus (= Spannung) der Blutgefäße. Die verschiedensten Wirkungen werden über mindestens 14 verschiedene Serotoninrezeptoren vermittelt.

Stoffwechsel: Beschreibt den kaskadenartigen Umbau von zugeführten Nahrungsstoffen.

Syndrom, metabolisches: „Wohlstandssyndrom" (ugs.), ist ein Erkrankungskomplex, der sich über den Taillenumfang, die Blutfettwerte (Cholesterin und Triglyceride), den Blutdruck und den Nüchtern-Blutzucker definiert. Liegen in drei oder mehr dieser Bereiche erhöhte Werte vor bzw. werden Medikamente zum Erreichen der Normalwerte eingenommen, liegt ein metabolisches Syndrom vor. Übergewicht, körperliche Inaktivität, Stress, Rauchen und Alkohol spielen bei der Entstehung eine entscheidende Rolle. Betroffene haben ein erhöhtes Risiko für Herz-Kreislauf-Erkrankungen und Arteriosklerose.

Quellennachweise

1 Chiva-Blanch G, Condines X, Magraner E, Roth I, Valderas-Martínez P, Arranz S, Casas R, Martínez-Huélamo M, Vallverdú-Queralt A, Quifer-Rada P, Lamuela-Raventos RM, Estruch R (2014), The non-alcoholic fraction of beer increases stromal cell derived factor 1 and the number of circulating endothelial progenitor cells in high cardiovascular risk subjects: a randomized clinical trial. Atherosclerosis 233: 518–524. doi: 10.1016/j.atherosclerosis.2013.12.048

2 Informationen zum richtigen Kneippen finden Sie in entsprechender Kneipp-Literatur und beim österreichischen Kneippbund: http://www.kneippbund.at (zuletzt aufgerufen am 29.11.2016)

3 Eine Auswahl von Gemeinschaftsgärten und Gartenprojekten finden Sie zum Beispiel unter: https://gartenpolylog.org/gardens (zuletzt aufgerufen am 29.11.2016)

4 Ärztegesellschaft Heilfasten und Ernährung (2013), Leitlinien zur Fastentherapie. Online unter: http://aerztegesellschaft-heilfasten.de/informationsdienst/leitlinien-zur-fastentherapie/ (zuletzt aufgerufen am 23.11.2016)

5 Rezept von Gabriela Nedoma

6 Ärztegesellschaft Heilfasten und Ernährung (2013), Leitlinien zur Fastentherapie. Online unter: http://aerztegesellschaft-heilfasten.de/informationsdienst/leitlinien-zur-fastentherapie/ (zuletzt aufgerufen am 23.11.2016)

7 Mackowiak PA (2013), Recycling Metchnikoff: Probiotics, the Intestinal Microbiome and the Quest for Long Life. Frontiers in Public Health 1: 52. doi: 10.3389/fpubh.2013.00052

8 Unger S (1999), Die Bedeutung von Pro- und Präbiotika in der Ernährung. Journal für Ernährungsmedizin 1: 22–29

9 Sungsoo Cho S, Finocchiaro ET (2009), Handbook of Prebiotics and Probiotics Ingredients: Health Benefits and Food Applications. CRC Press, Boca Raton, London, New York

10 Horvath A, Leber B, Schmerboeck B, Tawdrous M, Zettel G, Hartl A, Madl T, Stryeck S, Fuchs D, Lemesch S, Douschan P, Krones E, Spindelboeck W, Durchschein F, Rainer F, Zollner G, Stauber RE, Fickert P, Stiegler P, Stadlbauer V (2016), Randomised clinical trial: the effects of a multispecies probiotic vs. placebo on innate immune function, bacterial translocation and gut permeability in patients with cirrhosis. Alimentary Pharmacology & Therapeutics, 44: 926–935. doi: 10.1111/apt.13788

11 Kanduri C, Raijas P, Ahvenainen M, Philips AK, Ukkola-Vuoti L, Lähdesmäki H, Järvelä I (2015), The effect of listening to music on human transcriptome. PeerJ, 3: e830. doi: 10.7717/peerj.830

12 Ho HV, Sievenpiper JL, Zurbau A, Blanco Mejia S, Jovanovski E, Au-Yeung F, Jenkins AL, Vuksan V (2016), The effect of oat β-glucan on LDL-cholesterol, non-HDL-cholesterol and apoB for CVD risk reduction: a systematic review and meta-analysis of randomised-controlled trials. The British Journal of Nutrition, 116: 1369–1382. doi: 10.1017/S000711451600341X

13 Strobel E, Ahrens E, Hartmann G, Kluge H, Jeroch H (2001), Gehalt an Inhaltsstoffen von Weizen, Roggen und Hafer bei Anbau unter konventionellen und den Bedingungen des ökologischen Landbaus. Die Bodenkultur, 52: 221–231 (226)

14 Raimondi de Souza S, Moraes de Oliveira GM, Raggio Luiz R, Rosa G (2016), Effects of oat bran and nutrition counseling on the lipid and glucose profile and anthropometric parameters of hypercholesterolemia patients. Nutricion Hospitalaria, 33: 40. doi: 10.20960/nh.v33i1.40

15 http://www.fernsehserien.de/es-war-einmal-das-leben/folgen/allzeit-bereit-abwehr-system-des-koerpers-5951

16 Mayer EA, Knight R, Mazmanian SK, Cryan JF, Tillisch K (2014), Gut Microbes and the Brain: Paradigm Shift in Neuroscience. Journal of Neuroscience, 34: 15490–15496. doi: 10.1523/JNEUROSCI.3299-14.2014

17 Ohland CL, Kish L, Bell H, Thiesen A, Hotte N, Pankiv E, Madsen KL (2013), Effects of Lactobacillus helveticus on murine behavior are dependent on diet and genotype and correlate with alterations in the gut microbiome. Psychoneuroendocrinology, 38: 1738–1747. doi: 10.1016/j.psyneuen.2013.02.008

18 Bravo JA, Forsythe P, Chew MV, Escaravage E, Savignac HM, Dinan TG, Bienenstock J, Cryan JF (2011), Ingestion of Lactobacillus strain regulates emotional behavior and central GABA receptor expression in a mouse via the vagus nerve. PNAS, 108: 16050–16055. doi: 10.1073/pnas.1102999108

19   Hofer P (2012), Energie-Stress-Balance.: Die Kunst in Balance zu bleiben. Vortrag im Rahmen der Weiterbildung zum approbierten Krankenhausfachapotheker.

20   Rezeptur von Gabriela Nedoma

21   Ein österreichisches Kompetenzzentrum für integrative Medizin ist die Wiener Internationale Akademie für Ganzheitsmedizin GAMED. http://www.gamed.or.at/ (zuletzt aufgerufen am 24.11.2016)

22   Rigos A (2012), Ist unser Körper ein Experiment der Natur? Wunderwelt Wissen, 2: 20–23

23   Wall TL, Peterson CM, Peterson KP, Johnson ML, Thomasson HR, Cole M, Ehlers CL (1997), Alcohol Metabolism in Asian-American Men with Genetic Polymorphisms of Aldehyde Dehydrogenase. Annals of internal medicine, 127: 376–379. doi:10.7326/0003-4819-127-5-199709010-00007

24   http://www.pharmazeutische-zeitung.de/index.php?id=2784 http://www.pnas.org/content/104/10/3736.short

25   Shanahan MJ, Freeman J (2013), Wie Gene das Sozialverhalten prägen – und umgekehrt. Spektrum der Wissenschaft, 12: 36–45

26   Schwägerl C (2016), Zucker: unser Feind auf dem Teller. Die unheimliche Karriere eines unscheinbaren Kristalls. GEO, 6

27   Brinton EA (2016), The time has come to flag and reduce excess Fructose intake. Atherosclerosis, 253: 262–264. doi: 10.1016/j. atherosclerosis.2016.08.040

28   Page KA, Chan O, Arora J, Belfort-Deaguiar R, Dzuira J, Roehmholdt B, Cline GW, Naik S, Sinha R, Constable RT, Sherwin RS (2013), Effects of Fructose vs Glucose on regional cerebral blood flow in brain regions involved with appetite and reward pathways. JAMA, 309: 63–70. doi: 10.1001/jama.2012.116975

29   Braun T, Voland P, Kunz L, Prinz C, Gratzl M (2007), Enterochromaffin cells of human gut: sensors for spices and odorants. Gastroenterology, 132: 1890–1901.doi: 10.1053/j.gastro.2007.02.036

30   Teuscher E (2013), Wirkungsmechanismen ätherischer Öle. In: Steflitsch W, Wolz D, Buchbauer G (Hrsg.) Aromatherapie in Wissenschaft und Praxis, 18–24. Stadelmann Verlag, Wiggensbach

31   Steflitsch W (2013), Der Weg ätherischer Öle nach dermaler Applikation. In: Steflitsch W, Wolz D, Buchbauer G (Hrsg.) Aromatherapie in Wissen-

schaft und Praxis, 50–51. Stadelmann Verlag, Wiggensbach

32 Steflitsch W (2013), Einführung in die Welt der ätherischen Öle. In: Steflitsch W, Wolz D, Buchbauer G (Hrsg.) Aromatherapie in Wissenschaft und Praxis, 9. Stadelmann Verlag, Wiggensbach

33 Heuberger E (2013), Die Wirksamkeit von Riechstoffen im Hinblick auf die Aktivierung beim Menschen – Wahrheit oder Mythos? In: Steflitsch W, Wolz D, Buchbauer G (Hrsg.) Aromatherapie in Wissenschaft und Praxis, 25–44. Stadelmann Verlag, Wiggensbach

34 Angocin Anti-Infekt N Filmtabletten, Repha GmbH

35 Conrad A, Kolberg T, Engels I, Frank U (2006), In-vitro-Untersuchungen zur antibakteriellen Wirksamkeit einer Kombination aus Kapuzinerkressenkraut (Tropaeoli majoris herba) und Meerrettichwurzel (Armoraciae rusticanae radix). Arzneimittelforschung, 56: 842–849. doi: 10.1055/s-0031-1296796

36 Conrad A, Biehler D, Nobis T, Richter H, Engels I, Biehler K, Frank U (2013), Broad Spectrum Antibacterial Activity of a Mixture of Isothiocyanates from Nasturtium (Tropaeoli majoris herba) and Horseradish (Armoraciae rusticanae radix). Drug Research, 63: 65–68. doi: 10.1055/s-0032-1331754

37 Fintelmann V, Albrecht U, Schmitz G, Schnitker J (2012), Efficacy and Safety of a Combination Herbal medicinal Product containing Tropaeoli majoris herba and Armoraciae rusticanae radix for the prophylactic treatment of patients with respiratory tract disease: A randomised, prospective, double-blind, placebo-controlled phase III trial. Current Medical Research and Opinion, 28: 1799–1807. doi: 10.1185/03007995.2012.742048

38 Goos KH, Albrecht U, Schneider B (2006), Wirksamkeit und Verträglichkeit eines pflanzlichen Arzneimittels mit Kapuzinerkressenkraut und Meerrettich bei akuter Sinusitis, akuter Bronchitis und akuter Blasenentzündung im Vergleich zu anderen Therapien unter den Bedingungen der täglichen Praxis. Arzneimittelforschung, 56: 249–257. doi: 10.1055/s-0031-1296717

39 https://www.klinikum.uni-heidelberg.de/Patientenstudien-mit-Brokkolisprossen.138800.0.html (zuletzt aufgerufen am 24.11.2016)

40 Stevinson C, Pittler MH, Ernst E (2000), Garlic for treating hypercholesterolemia. Annals of Internal Medicine, 133: 420–429. doi: 10.7326/0003-4819-133-6-200009190-00009

41 Reinhart KM, Talati R, White CM, Coleman CI (2009), The impact of garlic on lipid parameters. Nutrition Research Reviews, 22: 39–48. doi: 10.1017/S0954422409350003

42   Lexikon der Ernährung: Gifte. Spektrum der Wissenschaft 2001. Online unter: http://www.spektrum.de/lexikon/ernaehrung/gifte/3551 (zuletzt aufgerufen am 24.11.2016)

43   Elsagh M , Fartookzadeh MR, Kamalinejad M, Anushiravani M, Feizi A, Behbahani FA, Rafiei R, Arjmandpour A, Adibi P (2015), Efficacy of the Malva sylvestris L. flowers aqueous extract for functional constipation: a placebo-controlled trial. Complementary Therapy in Clinical Practice, 21: 105–111. doi: 10.1016/j.ctcp.2015.02.003

44   Tursi A, Brandimarte G, Giorgetti GM, Elisei W (2006), Mesalazine and/or Lactobacillus casei in preventing recurrence of symptomatic uncomplicated diverticular disease of the colon: a prospective, randomized, open-label study. Journal of Clinical Gastroenterology, 40: 312–316. doi: 10.1097/01. mcg.0000210092.77296.6d

45   Burgerstein UP, Schurgast H, Zimmermann MB (2012), Burgerstein, Handbuch Nährstoffe, 12. Aufl., 172–173. TRIAS, Stuttgart

46   Unger FM, Viernstein H (2004), Florale Gesundheit, 1 (38). Verlagshaus der Ärzte, Wien

47   Griendling KK, Fitzgerald GA (2003), Oxidative Stress and Cardiovascular Injury. Circulation, 108: 1912–1916. doi: 10.1161/01.CIR.0000093660.86242.BB

48   Tokede OA, Gaziano JM, Djoussé L (2011), Effects of cocoa products/dark chocolate on serum lipids: a meta-analysis. European Journal of Clinical Nutrition, 65: 879–886. doi:10.1038/ejcn.2011.64

49   American Chemical Society (2014), Precise reason for health benefits of dark chocolate: thank hungry gut microbes. Science Daily, March 18 (2014). Online unter: https://www.sciencedaily.com/releases/2014/03/140318154725. htm (zuletzt aufgerufen am 21.11.2016)

50   Eberhardt MV, Lee CY, Liu RH (2000), Nutrition: Antioxidant activity of fresh apples. Nature, 405: 903–904. doi:10.1038/35016151

51   Goozee KG, Shah TM, Sohrabi HR, Rainey-Smith SR, Brown B, Verdile G, Martins RN (2016), Examining the potential clinical value of curcumin in the prevention and diagnosis of Alzheimer's disease. The British Journal of Nutrition, 115: 449–465. doi: 10.1017/S0007114515004687

52   Zhang L, Fang Y, Xu Y, Lian Y, Xie N, Wu T, Zhang H, Sun L, Zhang R, Wang Z (2015), Curcumin Improves Amyloid β-Peptide (1-42) Induced Spatial Memory Deficits through BDNF-ERK Signaling Pathway. PLoS One, 10: e0131525. doi: 10.1371/journal.pone.0131525

53   Nehliq A (2013), The neuroprotective effects of cocoa flavanol and its influence on cognitive performance. British Journal of Clinical Pharmacology, 75: 716–727. doi: 10.1111/j.1365-2125.2012.04378.x

54   Sommer S (2013), Grüntee und Epigallocatechingallat – wirksam bei neurodegenerativen Erkrankungen? PHYTO Therapie Austria, 5: 7–8. Online unter: http://phytotherapie.co.at/pdf/PT0513.pdf (21.11.2016)

55   Stranges S, Marshall JR, Natarajan R, Donahue RP, Trevisan M, Combs GF, Cappuccio FP, Ceriello A, Reid ME (2007), Effects of Long-Term Selenium Supplementation on the Incidence of Type 2 Diabetes. Annals of Internal Medicine, 147: 217–223. doi: 10.7326/0003-4819-147-4-200708210-00175

56   Bleys J, Navas-Acien A, Guallar E (2007): Serum Selenium and Diabetes in U.S. Adults. Diabetes Care, 30: 829–834. doi: 10.2337/dc06-1726

57   Alehagen U, Aaseth J, Johansson P (2015), Reduced Cardiovascular Mortality 10 Years after Supplementation with Selenium and Coenzyme Q10 for Four Years: Follow-Up Results of a Prospective Randomized Double-Blind Placebo-Controlled Trial in Elderly Citizens. PLoS ONE, 10: e0141641. doi: 10.1371/journal.pone.0141641

58   Halliwell B (2013), The antioxidant paradox: less paradoxical now? British Journal of Clinical Pharmacology, 75: 637–644. doi: 10.1111/j.1365-2125.2012.04272.x

59   Madamanchi NR, Hakim ZS, Runge MS (2005), Oxidative stress in atherogenesis and arterial thrombosis: the disconnect between cellular studies and clinical outcomes. Journal of Thrombosis and Haemostasis: JTH, 3: 254–267. doi: 10.1111/j.1538-7836.2004.01085.x

60   Halliwell B (2007), Dietary polyphenols: Good, bad, or indifferent for your health? Cardiovascular Research, 73: 341–347. doi: 10.1016/j. cardiores.2006.10.004

61   Spagnuolo C, Napolitano M, Tedesco I, Moccia S, Milito A, Russo GL (2016), Neuroprotective Role of Natural Polyphenols, Current Topics in Medicinal Chemistry, 16: 1943–1950. doi: 10.2174/1568026616666160204122449

62   Ataie A, Shadifar M, Ataee R (2016), Polyphenolic antioxidants and neuronal regeneration. Basic and Clinical Neuroscience, 7, 81–90. doi: 10.15412/J. BCN.03070201

63   Vayndorf EM, Lee SS, Liu RH (2013), Whole apple extracts increase lifespan, healthspan and resistance to stress in Caenorhabditis elegans. Journal of Functional Foods, 5: 1236–1243. doi:10.1016/j.jff.2013.04.006

64   EFSA (2011), Scientific Opinion on the substantiation of health claims related to polyphenols in olive and protection of LDL particles from oxidative damage, maintenance of normal blood HDL-cholesterol concentrations, maintenance of normal blood pressure, „anti-inflammatory properties", „contributes to the upper respiratory tract health", „can help to maintain a normal function of gastrointestinal tract", and „contributes to body defences against external agents" pursuant to Article 13(1) of Regulation (EC) No 1924/2006. EFSA Journal, 9: 2033

65   Rossi T, Bassani B, Gallo C, Maramotti S, Noonan DM (2015), Effect of a Purified Extract of Olive Mill Waste water on Endothelial Cell Proliferation, Apoptosis, Migration and Capillary-Like Structure in vitro and in vivo. Journal of Bioanalysis & Biomedicine, S12: 006. doi: 10.4172/1948-593X.S12-006

66   EFSA Panel on Dietetic Products, Nutrition and Allergies (NDA): Scientific Opinion. EFSA Journal (2010), 8: 1734. doi: 10.2903/j.efsa.2010.1734

67   Wu JH, Lemaitre RN, King IB, Song X, Psaty BM, Siscovick DS, Mozaffarian D (2014), Circulating Omega-6 Polyunsaturated Fatty Acids and Total and Cause-Specific Mortality: The Cardiovascular Health Study. Circulation, 130: 1245–1253. doi: 10.1161/CIRCULATIONAHA.114.011590

68   Farvid MS, Ding M, Pan A, Sun Q, Chiuve S, Steffen LM, Willet WC, Hu FB (2014), Dietary linoleic acid and risk of coronary heart disease: a systematic review and meta-analysis of prospective cohort studies. Circulation, 130: 1568–1578. doi: 10.1161/CIRCULATIONAHA.114.010236

69   Kompek A (2014), Die gesunden Aspekte der Fettsäuren. Österreichische Apothekerzeitung, 4: 67

70   Micha R, Mozaffarian D (2010), Saturated Fat and Cardiometabolic Risk Factors, Coronary Heart Disease, Stroke, and Diabetes: a Fresh Look at the Evidence. Lipids, 45: 893–905. doi: 10.1007/s11745-010-3393-4

71   Burr ML, Fehily AM, Gilbert JF, Rogers S, Holliday RM, Sweetnam PM, Elwood PC, Deadman NM (1989), Effects of changes in fat, fish and fibre intakes on death and myocardial reinfarction: diet and reninfarction trial (DART). Lancet, 2: 757–761. doi: 10.1016/S0140-6736(89)90828-3

72   GISSI-Prevenzione Investigators (1999), Dietary supplementation with n-3 polyunsaturated fatty acids and vitamin E after myocardial infarction: results of the GISSI-Prevenzione trial. Lancet, 354: 447–455. doi: 10.1016/S0140-6736(99)07072-5

73   Yokoyama M, Origasa H, Matsuzaki M, Matsuzawa Y, Saito Y, Ishikawa Y, Oikawa S, Sasaki J, Hishida H, Itakura H, Kita T, Kitabatake A, Nakaya N, Sakata T, Shimada K, Shirato K; Japan EPA lipid intervention study (JELIS) Investigators (2007), Effects of eicosapentaenoic acid on major coronary events in hypercholesterolaemic patients (JELIS): a randomised open-label, blinded endpoint analysis. Lancet, 369:1090–1098. doi: 10.1016/S0140-6736-(07)60527-3

74   Casula M, Soranna D, Catapano AL, Corrao G (2013), Long-term effect of high dose omega-3 fatty acid supplementation for secondary prevention of cardiovascular outcomes: A meta-analysis of randomized, placebo controlled trials. Atherosclerosis. Supplements, 14:243–251. doi: 10.1016/S1567-5688(13)70005-9

75   Simopoulos AP (2008), The importance of the omega-6/omega-3 fatty acid ratio in cardiovascular disease and other chronic diseases. Experimental Biology and Medicine (Maywood, NJ), 233: 674–688. doi: 10.3181/0711-MR-311

76   Willett WC, Stampfer MJ, Manson JE, Colditz GA, Speizer FE, Rosner BA, Hennekens CH, Sampson LA, Rosner BA (1993), Intake of trans fatty acids and risk of coronary heart disease among women. Lancet, 341: 581–585. doi: 10.1016/0140-6736(93)90350-P

77   Sun Q, Ma J, Campos H, Hankinson SE, Manson JE, Stampfer MJ, Rexrode KM, Willett WC, Hu FB (2007), A prospective study of trans fatty acids in erythrocytes and risk of coronary heart disease. Circulation, 115: 1858–1865. doi: 10.1161/CIRCULATIONAHA.106.679985

78   Brouwer IA, Wanders AJ, Katan MB (2013), Trans fatty acids and cardiovascular health: research completed? European Journal of Clinical Nutrition, 67, 541–547. doi: 10.1038/ejcn.2013.43

79   de Souza RJ, Mente A, Maroleanu A, Cozma AI, Ha V, Kishibe T, Uleryk E, Budylowski P, Schünemann H, Beyene J, Anand SS (2015), Intake of saturated and trans unsaturated fatty acids and risk of all cause mortality, cardiovascular disease, and type 2 diabetes: systematic review and meta-analysis of observational studies. BMJ, 351: h3978. doi: 10.1136/bmj.h3978

80   „Erhöhte Blutfettwerte: Ernährung", online unter: www.gesundheit.gv.at/ Portal.Node/ghp/public/content/ernaehrung-krankheiten-ernaehrung-bei-erhoehte-blutfette.html (zuletzt aufgerufen am 24.11.2016)

81   www.footprint.at (zuletzt aufgerufen am 24.11.2016)

82   Murphy J (2008), Das Erfolgsbuch: Wie Sie alles im Leben erreichen können. Neuausgabe. Allegria Taschenbuch, Berlin

Literatur

Ammon HPT, Schubert-Zsilavecz M (Hrsg.) (2014), Hunnius Pharmazeutisches Wörterbuch, 15. Aufl. de Gruyter, Berlin

Bäumler S (2007), Heilpflanzenpraxis heute, 1. Aufl. Elsevier Urban & Fischer, München, Jena

Black K, Ida A (2011), Alte Gemüsesorten – neu gekocht. AT Verlag, Aarau

Bundesministerium für Land- und Forstwirtschaft, Umwelt und Wasserwirtschaft, Wien (2010), Wie viele Arten braucht der Mensch? Böhlau, Wien, Köln, Weimar

Bühring U (2011), Praxis-Lehrbuch der modernen Heilpflanzenkunde. Haug, Stuttgart

Enders G (2015), Darm mit Charme. Ullstein, Berlin

Hutterer R (2009), Fit in Biochemie. Vieweg + Teubner, Wiesbaden

Machatschek M, Mauthner E (2015), Speisekammer aus der Natur: Bevorratung und Haltbarmachung von Wildpflanzen. Böhlau, Wien, Köln, Weimar

Münzig-Ruef I (2005), Kursbuch gesunde Ernährung: Die Küche als Apotheke der Natur. Zabert Sandmann, München

Nedoma G (2014), Knospen und die lebendigen Kräfte der Bäume. Freya, Linz

Paungger J, PoppeT (1996), Vom richtigen Zeitpunkt. Irisiana, München

Schilcher H, Kammerer S, Wegener T (2010), Leitfaden Phytotherapie. Elsevier Urban & Fischer, München, Jena

Steflitsch W, Wolz D, Buchbauer G (Hrsg.) (2013). Aromatherapie in Wissenschaft und Praxis. Stadelmann, Wiggensbach

Online-Quellen:

aerztegesellschaft-heilfasten.de/informationsdienst/leitlinien-zur-fastentherapie/
(zuletzt aufgerufen: 22.11.2016)

www.eufic.org – EUFIC REVIEW 02/2015 Tatsachen über Fette – Nahrungsfette
und Gesundheit (zuletzt aufgerufen: 22.11.2016)

www.ncbi.nlm.nih.gov/pubmed – diverse Literaturrecherchen
(zuletzt aufgerufen: 22.11.2016)

http://www.cochranelibrary.com/ – diverse Literaturrecherchen
(zuletzt aufgerufen: 22.11.2016)

www.efsa.europa.eu/de/ – Homepage der europäischen Aufsichtsbehörde
für Lebensmittel (zuletzt aufgerufen: 22.11.2016)

www.oege.at/ – Österreichische Gesellschaft für Ernährung
(zuletzt aufgerufen: 22.11.2016)

http://www.arcanime.at/ – Homepage der Forschergruppe ARC Anime Österreich
(zuletzt aufgerufen: 22.11.2016)

http://www.gamed.or.at/de/Gamed – Homepage der Wiener internationalen
Akademie für Ganzheitsmedizin (zuletzt aufgerufen: 22.11.2016)

www.nature.com – Homepage der amerikanischen Fachzeitschrift NATURE
(zuletzt aufgerufen: 22.11.2016)

www.ages.at – Homepage der österreichischen Agentur für Ernährungssicherheit
(zuletzt aufgerufen: 22.11.2016)

Empfohlene Bezugsquellen

TEH® Verein, Niederland 112, A-5091 Unken. www.teh.at
(zuletzt aufgerufen: 22.11.2016)

Botanicus Salzburg, Dr. Christina Hofer-Dückelmann, Kajetanerplatz 3,
5020 A-Salzburg. www.botanicus-salzburg.at (zuletzt aufgerufen: 22.11.2016)

Gemmopräparate: aus einer österreichischen Apotheke oder bei „Phytopharma"
im oberösterreichischen Ternberg. www.phytopharma.at
(zuletzt aufgerufen: 22.11.2016)

OliPhenolia®: Fattoria La Vialla, Via di Meliciano 26, 52029 Castiglion Fibocchi,
Toscana, Italia. fattoria@lavialla.it

Haferdrink und anderes Gutes: Hofgut Storzeln, Storzeln 1, 78247 Hilzingen,
Deutschland, www.hofgutstorzeln.de (zuletzt aufgerufen: 22.11.2016)

Dinkula® Brotgetränk, Die Bäcker-Brüder Alfons & Franz Neumeier GbR,
Im Stangenwald 40, D-83483 Bischofswiesen, www.dinkula.de
(zuletzt aufgerufen: 22.11.2016)

Fische:

Mag. Martin Traxler, Pretul 27, 8665 Langenwang. www.petrulsaibling.at

ÖBf-Fischwelten, Matthias Pointinger, 8984 Pichl-Kainisch 103. www.bundesforste.
at; weitere Adressen unter http://www.bundesforste.at/produkte-leistungen/fischerei/
speisefische/bezugsquellen.html
(beide zuletzt aufgerufen: 22.11.2016)

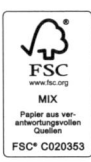

© 2017 Servus bei Benevento Publishing, eine Marke der
Red Bull Media House GmbH, Wals bei Salzburg

Medieninhaber, Verleger und Herausgeber:
Red Bull Media House GmbH
Oberst-Lepperdinger-Straße 11–15
5071 Wals bei Salzburg, Österreich

Umschlaggestaltung, Layout und Satz: graficde'sign. pürstinger, Alex Stieg
Fachlektorat: Dr. Margit Ritzka, Meerbusch

Fotos: Klaus Fritsch, www.klausfritsch.com
Illustrationen: Elisabeth Mossbauer, Leipzig
Abbildung „Menschliches Verdauungssystem" S. 125:
DEA Picture LIBRARY/United Archives/picturedesk.com

Printed in Slovakia
ISBN 978-3-7104-0120-6